中华医学健康科普工程

女性更年期保健新说

给更年期和绝经后女性的健康建议

主编 郁琦 任慕兰

中華醫學電子音像出版社
CHINESE MEDICAL MULTIMEDIA PRESS
北京

图书在版编目（CIP）数据

女性更年期保健新说. 给更年期和绝经后女性的健康建议/郁琦，任慕兰主编. —北京：中华医学电子音像出版社，2020.5

ISBN 978-7-83005-302-4

Ⅰ.①女… Ⅱ.①郁… ②任… Ⅲ.①女性—更年期—卫生保健—问题解答 Ⅳ.①R173.4-44

中国版本图书馆 CIP 数据核字（2020）第 059771 号

女性更年期保健新说——给更年期和绝经后女性的健康建议
NVXING GENGNIANQI BAOJIAN XINSHUO—GEI GENGNIANQI HE JUEJINGHOU NVXING DE JIANKANG JIANYI

主　　编：郁　琦　任慕兰
策划编辑：史仲静
责任编辑：宫宇婷
校　　对：龚利霞
责任印刷：李振坤
出版发行：中華醫學電子音像出版社
通信地址：北京市西城区东河沿街 69 号中华医学会 610 室
邮　　编：100052
E - mail：cma-cmc@cma.org.cn
购书热线：010-51322675
经　　销：新华书店
印　　刷：廊坊市祥丰印刷有限公司
开　　本：850mm×1168mm　1/32
印　　张：4.375
字　　数：78 千字
版　　次：2020 年 5 月第 1 版　2023 年 8 月第 5 次印刷
定　　价：20.00 元

编委会

主　编　郁　琦　任慕兰

副主编　陈　蓉　张淑兰　张绍芬

编　委（按姓氏笔画排序）

丁　岩　新疆医科大学第一附属医院

马　颖　中国医科大学附属盛京医院

王世宣　华中科技大学同济医学院附属同济医院

王惠兰　河北医科大学第二医院

史惠蓉　郑州大学第一附属医院

吕淑兰　西安交通大学医学院第一附属医院

任慕兰　东南大学

阮祥燕　首都医科大学附属北京妇产医院

阴春霞　长春市妇产医院

李佩玲　哈尔滨医科大学附属第二医院

杨　欣　北京大学人民医院

吴　洁　南京医科大学第一附属医院

张学红　兰州大学第一医院
张治芬　杭州市第一人民医院　杭州市妇产科医院
张绍芬　复旦大学附属妇产科医院
张雪玉　宁夏医科大学总医院
张淑兰　中国医科大学附属盛京医院
陈　蓉　北京协和医院
林　元　福建省妇幼保健院
郁　琦　北京协和医院
金敏娟　湖州市妇幼保健院
周红林　昆明医科大学第二附属医院
徐　苓　北京协和医院
徐克惠　四川大学华西第二医院
郭雪桃　山西医科大学第一医院
唐良萏　重庆医科大学附属第一医院
符书馨　中南大学湘雅二医院
惠　英　北京医院
舒宽勇　江西省妇幼保健院
谢梅青　中山大学孙逸仙纪念医院
雷小敏　三峡大学仁和医院
潘　伟　中华妇产科杂志
穆玉兰　山东省立医院

参编人员（按姓氏笔画排序）

王丽平　东南大学
王欣艳　中国医科大学附属盛京医院
邓卫平　江西省妇幼保健院
白敬兰　北京中医药大学东直门医院
包　蕾　中国福利会国际和平妇幼保健院
乔　林　四川大学华西第二医院
刘　洋　昆明医科大学第二附属医院
刘晓燕　东南大学附属中大医院
刘梅梅　哈尔滨医科大学附属第二医院
江　娟　武汉市第三医院
孙　艳　福建省妇幼保健院
杜　鹃　首都医科大学附属北京妇产医院
杨书红　华中科技大学同济医学院附属同济医院
李　娜　山东省立医院
李　涛　山东省立医院
李　霞　郑州大学第一附属医院
李秀琴　中国医科大学附属盛京医院
张云霞　东南大学附属中大医院
林　琳　新疆医科大学第一附属医院
欧阳运薇　四川大学华西第二医院
罗　辰　中南大学湘雅二医院
罗爱月　华中科技大学同济医学院附属同济医院

周　扬　西安交通大学医学院第一附属医院
姬萌霞　北京协和医院
黄　坚　杭州市第一人民医院　杭州市妇产科医院
曹　媛　郑州大学第一附属医院
崔亚美　首都医科大学附属北京妇产医院
董晓瑜　河北省胸科医院
廖德华　中山大学孙逸仙纪念医院
潘　景　昆明医科大学第二附属医院

内容提要

“中华医学健康科普工程——女性更年期保健新说”系列丛书旨在为大众普及女性更年期和绝经的相关知识，解决大众的困惑和误解，包括《女性的生理和衰老的奥秘》《更年期和绝经对女性健康的影响》《给更年期和绝经后女性的健康建议》《更年期和绝经后女性的绝经激素治疗》。本套丛书由郁琦教授和任慕兰教授主编，骨干作者均为中华医学会妇产科学分会绝经学组成员。《给更年期和绝经后女性的健康建议》一书对更年期和绝经后女性健康保健方面的问题进行了梳理，选取其中最具代表性的问题，以问答的形式为读者提供科学的解答，主要内容包括科学的生活方式、基本补充药物、社交活动和心理支持、健康体检和疾病诊疗、自我健康管理等。本套丛书编写视角新颖，科学性、权威性、实用性强，适合广大关心女性健康的读者阅读。

前言

通常人们把学术性较强的书籍称为“阳春白雪”的小众读物，乃因其阅读对象多为具有该专业领域一定学术水准的从业人士，其中的专业术语和机制探讨，即使同为科技工作者或在另一个专业已有很深造诣者，但只要是非本专业人士，读之往往也如云山雾罩，不明所以；与之相对应的，就是所谓的“下里巴人”了，这就是针对大众的科普读物，虽然从表面上看，这类读物并无高深的原理，但对于无法看懂“阳春白雪”的大众来说，却是不可或缺的。

对于科普读物，有 2 件事情至关重要。首先要准确，科学普及不是信口开河，这是因为科普读物针对的是不具备本专业知识、没有分辨正确与否能力的大众。对于专业读物，专业人士可以相互争鸣，进行学术探讨；但对于科普读物，准确性是其生命，每一个建议，每一项分析都必须言之有据。其次要通俗，科普读物与专业读物的最大区别，就是要将深奥的道理用非专业人士能够看得懂的语言说明白，使其能接受。

绝经，用大众的语言来说，应该是“更年期”，也是一个需要每一位女性都要深入了解的事情。因为在现阶段，绝大多数女性的寿命大大延长。由于我国 20 世纪 60 年代初开始，出现了持续 10 余年的人口出生高峰，因而现在进入了一个“更年期”的高峰。据估计，目前每年有逾 1000 万女性进入更年期状态，全国已有 2 亿以上年龄在 50 岁以上的女性，而且由于人口老龄化，老年女性在总人口中所占比例也逐渐升高。

绝经的根本原因是女性卵巢的衰竭，从而失去了依赖于卵巢的两大功能——生育和分泌雌激素。生育对于这个年龄段的女性，不论从何种角度来说都是不适宜的，而雌激素缺乏所带来的危害却不为众人所知。对于更年期，在大众中普遍存在的看法是：绝经不是病，更年期各种不适扛一扛就过去了；在许多专业人员，甚至是医务工作者眼里，绝经也被认为是一种生理现象，是不需要干预的。那么，作为一位女性，是否有一个阶段不需要雌激素？年龄到了 50 岁以后，雌激素就没有用了吗？现代医学的发展早已告诉我们，雌激素缺乏所带来的影响是广泛而深刻的，从更年期开始的各种不适症状，到 55～60

岁开始的各种萎缩问题，以及老年期出现的骨质疏松和心脑血管疾病，甚至神经系统的退化，都与雌激素的短期、中期和长期缺乏有着密切的关系。所以绝经虽然不是病，却是众多老年慢性代谢性疾病的诱发因素，更是各种更年期症状的直接原因。

对于中国的普通大众而言，医学基本知识是较为欠缺的，对于绝经和激素的相关知识尤甚。一项调查指出，了解绝经是由于卵巢衰竭、雌激素缺乏所造成者寥寥无几。而对于激素的误解，更深植于大众心目之中，在临床实践中，几乎所有的患者在听到激素一词时的条件反射就是发胖。这可能是因为在大众心目中，只知肾上腺皮质激素，而不知其他激素。其余恐惧激素的心态如导致癌症和影响肝肾功能，甚至于只有使用肾上腺皮质激素才会发生的股骨头坏死，也扩展到了所有激素头上。相反，甲状腺素和胰岛素，明明也是激素，在大众的概念中却被排除在激素的范畴之外。其实人之衰老，其核心就是各个器官的衰老，如果可以接受甲状腺功能减退(甲减)患者补充甲状腺激素，胰岛细胞功能减低(糖尿病)患者补充胰岛素，甚或由于衰老导致关节功能退化而换一个人工关节，以及各种器官移植，那么卵巢功能衰退补充一些雌激素、孕激素，从而维护女性的健康又何至于会引起如此轩然大波？这些基本问题在本套丛书中都会有详尽而通俗的阐述。

“中华医学健康科普工程——女性更年期保健新说”系列丛书包括《女性的生理和衰老的奥秘》《更年期和绝经对女性健康的影响》《给更年期和绝经后女性的健康建议》《更年期和绝经后女性的绝经激素治疗》，骨干作者均为中华医学会妇产科学分会绝经学组成员，在绝经管理领域都建树颇丰，编写本套丛书的初衷也是因为在临床实践中发现大众对于绝经知识的欠缺、误解和渴望。但这些绝经相关研究领域的专家，对于写作科普读物，很多都是初次尝试，难免有遗漏、欠缺或不当之处，也恳请各位尊敬的读者不吝赐教。

郁　琦

2020 年 3 月

目录

第一章
科学的生活方式

1 更年期发胖只能吃素吗？

更年期女性经常有容易发胖的烦恼，多与新陈代新障碍，热量需要减少；饮食不节制，营养过剩；遗传性肥胖等因素有关。若要保持身体健康，维持身材，需合理营养和平衡膳食，这是延缓衰老、预防慢性非传染性疾病及减少并发症的主要措施。控制饮食主要是指均衡营养。人体所需的营养物质包括糖类、蛋白质、脂肪、维生素、微量元素等，单一的素食很难满足这种需要，而且还会破坏体内饮食结构的均衡。老年人在控制热量、减肥时，每日每千克体重应至少供给1g蛋白质，尤其要供给充分的优质蛋白质，如可多吃肝、瘦肉、鸡蛋、牛奶等。锌、钙、铁等微量元素的主要来源是肉类，乳类含钙最丰富，80%的铁来自肉类和蛋类，锌和锰的主要来源也是肉类，若摄入不足就会引起相应的疾病。素食中缺乏脂肪，会影响脂溶性维生素A、维生素D、维生素E、维生素K的吸收，如维生素D主要以肉类摄入为主（如动物肝等），维生素D缺乏又会直接影响肠道对钙的吸收，加之素食含较多的植酸和草酸成分，会影响钙的吸收，易导致骨质疏松。故更年期发胖的女性饮食仍应注意荤素结合，而不是简单地摒弃肉类。

2 更年期饮食需要限盐吗？

更年期女性由于内分泌的改变，水钠代谢紊乱，容易发生水钠潴留，引起水肿，并进一步引起血压升高，吃盐太多会引起高血压，还会增加心和肾的负担。因此，更年期女性要尽量摄入低盐饮食，每人每日食盐总量不宜超过6 g，包括酱油、酱菜、酱中的食盐量。少食咸菜、咸蛋、咸鱼、红肠、火腿、板鸭等。

3 更年期饮食需要限糖吗？

更年期女性的糖代谢、脂肪代谢也易紊乱，故易发生血糖升高、血脂升高、肥胖，以及罹患糖尿病；另外，进入更年期后体力活动减少，使糖的氧化利用率降低，也是造成糖代谢紊乱的原因。因此，更年期应该控制糖的摄取。

4 有什么饮食可以补充雌激素？

大豆异黄酮是存在于豆科植物中的一种成分。这类化合物具有雌二醇的羟基结构，故在人体中具有雌激素活性，可称为异黄酮植物雌激素。大豆苷原和染料木黄酮为主要的大豆异黄酮。有研究发现，大豆苷原可经肠道菌群的葡萄糖苷酶分解，并可代谢成活性更强的雌马酚。人群中能够代谢大豆苷原为雌马酚者占 30%～50%，不同人种间差异明显。雌马酚具有广泛的生物学活性，如雌激素样作用、抗氧化、调节细胞周期等，还有抗肿瘤、抗心血管疾病、预防骨质疏松、缓解更年期症状等作用。据介绍，黄豆含植物雌激素量最高，建议每人每日摄入 30～50 g 大豆或相当量的豆制品。如 1～2 份豆腐、豆奶、豆浆、豆豉、素鸡等豆制品。其他富含植物雌激素的食物有土豆、大麦、小麦、燕麦、米、豌豆、甘薯、苹果、桃、樱桃、大小茴香、甘草等。流行病学研究发现，东方女性患乳腺癌的概率显著低于西方女性，与东方女性较多饮用豆浆、摄入豆制品有关。流行病学资料也显示，大豆食品摄入量高的女性，其患骨质疏松的风险比典型西方饮食的女性低，亚洲绝经后黄种女性髋部骨折率比白种女性低。也有研究表明，更年期女性尿中雌马酚含量越高，更年期症状越轻。上述结果与人体随机对照试验的结果不完全一致。植物雌激素代表了一组天然的、植物来源的化合物，其结构虽然与17β-雌二醇相似，但植物雌激素却是双酚醛结构，而17β-雌二醇为甾体类化合物。循证医学证据表明，到目前为止，还没有任何一种其他药物能像补充雌激素那么迅速、那么有效地改善更年期症状。

5 更年期女性需要控制食物量吗？

根据该人群的生理特点和营养需求，结合我国居民膳食结构的特点，应合理控制食物量，以达到平衡膳食、合理营养、增进健康的目的。更年期女性对碳水化合物的代谢能力降低，糖耐量下降，容易发生糖代谢异常，碳水化合物的供给量在总热量中所占比例在55%～60%为宜。由于蛋白质分解代谢增加而合成代谢逐渐减慢，同时对蛋白质的利用能力降低，容易发生负氮平衡。因此，为了补偿功能消耗、维持机体代谢、增强机体免疫力，中老年人的蛋白质供给量不应低于青壮年，应为总热量的10%～20%。由于该人群脂肪分解代谢能力下降，常伴有肥胖、高脂血症、高血压及冠心病等慢性疾病，因而，脂肪供给量不应超过总热量的20%～30%。维生素在调节人体代谢和延缓衰老过程中起着十分重要的作用。一般推荐老年人每日维生素的摄入量可稍高于青壮年。中老年人的电解质、微量元素需要量基本上与成年人相同。平衡膳食具体需注意：①食物多样，谷类为主，粗细搭配。谷类食物摄入量一般每日250～400 g为宜。②多吃蔬菜、水果和薯类。膳食指南推荐每日吃蔬菜300～500 g，水果200～400 g。③每天吃奶类、大豆或其制品。建议每人每日平均饮奶300 ml，高脂血症和体重超重者应选择低脂奶、脱脂奶及其制品。每人每日摄入30～50 g大豆或相当量的豆制品。④常吃适量的鱼、禽、蛋和瘦肉。推荐成人每日摄入量为鱼虾类50～100 g，畜禽肉类50～75 g，蛋类25～50 g。⑤减少烹调油用量，吃清淡少盐膳食。每天烹调油摄入量不宜超过25 g，食盐摄入量不超过6 g。⑥每日足量饮水，合理选择饮料。经常适量饮茶对人体健康有益。茶叶中含有丰富的微量元素，如铁、锌、硒、铜等，以及多种对人体有益的化学成分，如茶多酚、咖啡因、茶多糖等。

6 有面部潮红、眩晕、失眠、焦虑时，饮食上应该吃些什么？

女性进入更年期后，由于卵巢功能衰退所致的内分泌失衡和雌激素缺乏，容易发生自主神经功能失调，表现为面部潮红、血管痉挛疼痛、高血压、眩晕、耳鸣、眼花等症状，有的还出现失眠、焦虑、压抑、神经过敏、阵发性啼哭等症状。遇到上述情况，除咨询医生、药物治疗、注意休息、避免不良刺激外，饮食上要多吃些含硫胺素和烟酸丰富的食物，如粗面、糙米、番薯和其他豆类食物。食物中的硫胺素对缓解精神压抑和激动有一定作用。烟酸能使血管扩张，对于治疗血管痉挛和降低胆固醇效果较好。多食用富含维生素 B_1 的食物，如瘦肉、小米、豆类等，对保护神经系统、减轻更年期综合征的症状有益处。忌食刺激性强、易致激动的食物，如酒、浓茶、咖啡等。可有选择地吃一些具有安神降压作用的食物，如莲子、百合、红枣、绿豆等，使中年女性平稳地度过更年期。食用富含植物雌激素的食物也对缓解更年期症状有益。

7 经常腰酸背痛、脚抽筋，饮食上应该吃些什么？

腰酸背痛、脚抽筋等都是骨质疏松的症状。骨质疏松是一种系统性骨病，其特征是骨量下降和骨的微细结构被破坏，表现为骨的脆性增加，因而骨折的危险性大大增加，即使是轻微的创伤或无外伤的情况下也容易发生骨折。除了药物治疗外，合理饮食及钙、维生素D、维生素K的补充有助于防治骨质疏松。

（1）纠正不健康的生活方式：如长期吸烟、酗酒，饮浓茶，大量饮用咖啡，高盐饮食，缺乏运动，尤其是缺少冬季户外运动，缺少阳光照射。

（2）膳食中应给予充足的钙：根据中国营养学会制定的膳食营养素参考摄入量，50岁以上女性钙的适宜摄入量为1200 mg/d，最高可耐受量为2000 mg/d。我国居民膳食中钙的供给量低，仅为389 mg/标准人日，尚未达到推荐摄入量的一半。牛奶中钙的吸收利用好，是人类钙的良好来源。液态奶中钙含量约为100 mg/100 g，1～2杯奶中含有250～500 mg钙，建议每人每日平均饮奶300 ml，高脂血症和体重超重者应选择低脂奶、脱脂奶及其制品。含钙高的食物还有豆制品、虾米皮、海带、紫菜、酥鱼、牡蛎、海藻、芝麻酱等。饮食不足部分可口服钙制剂补充。

(3) 注意补充维生素D：中国营养学会制定的维生素D适宜摄入量为50岁以上者20 μg/d（800 U/d）。日光被称为阳光维生素，适当增加日光浴，可增强钙的吸收能力；对于日晒较少的人群，应注意供给含维生素D丰富的食物，如沙丁鱼、鳜鱼、青鱼、牛奶、鸡蛋等，也可添加鱼肝油等含维生素D的制剂。

(4) 注意补充维生素K：研究证实，维生素K不仅可以增加骨质疏松患者的骨密度，而且可以降低其骨折发生率，促进骨健康。根据中国2000年制定的维生素K适宜摄入量，成年人不分性别均为120 μg/d。

(5) 补充充足的蛋白质：蛋白质是组成骨基质的原料，可增加钙的吸收和储存，对防止和延缓骨质疏松有利，如奶中的乳白蛋白、骨头里的骨白蛋白、核桃中的核白蛋白、蛋类的白蛋白等都含有弹性蛋白和胶原蛋白。维生素C对胶原合成有利，所以老年人每日应摄取充足的蛋白质与维生素C，以起到预防和治疗老年人骨质疏松的作用。

(6) 注意烹调方法：一些蔬菜如菠菜、苋菜等，含有较多的草酸，会影响钙的吸收。预先将这些菜在沸水中焯一下，滤去水再烹调，可减少部分草酸。谷类中含有植酸酶，可分解植酸盐释放出游离钙和磷，增加利用率。先将大米加适量的水浸泡后再洗，在面粉、玉米粉、豆粉中加发酵剂发酵并延长发酵时间，均可使植酸水解，使游离钙增加。

8 更年期需要经常吃保健品吗？

目前市面上关于更年期女性的保健品种类不少，且往往宣称有很好的保健治疗作用。但是保健品的作用不确切，其发挥作用也是较缓慢的。近期不能迅速改善更年期症状，远期的作用也不明确。对于有明确更年期症状的女性，必须在医生的指导下应用药物治疗，而不能仅靠食用保健品。有些保健品的具体成分和剂量亦不明确，甚至查出来含有雌激素成分，但含量不清。食用这类保健品对健康不仅无益，还可能有风险。对于一些品质、含量、成分都比较明确的保健品，可以在医生的指导下有针对性地服用。根据更年期女性出现的症状，辨证论治地使用我国的传统中医药物，也能达到较好的治疗和保健作用。

9 更年期经常便秘怎么办？

造成更年期便秘的原因十分复杂，除与更年期自主神经功能紊乱有关外，一些胃肠道疾病如直肠炎、痔疮、肠粘连等，内分泌代谢疾病如甲状腺功能减退症、肠麻痹等，饮食结构不合理与生活作息时间不规律均可引起便秘。因此，更年期便秘应采取综合治疗，多方面进行调理。其中，饮食调理是最基本的，也是最重要的一种方法。

(1) 生活规律，餐前饮水：日常生活中适量多饮水，可每日晨间空腹喝淡盐水或蜂蜜水、果汁等饮品。养成每日喝酸奶的习惯，酸奶有轻度的致腹泻作用，能对抗便秘。每日食用125～250 ml的酸奶，可以有效地补充益生菌，调整肠道菌群。此外，酸奶中的双歧因子还具有清除自由基、抗癌、抗衰老的作用。另外，养成定时排便的习惯，也有助于便秘的治疗。

(2) 多吃水果和蔬菜，润肠通便：充分的纤维素含量能使粪便排出的时间加速。水果和蔬菜不仅含纤维素和维生素，同样还因为水分充分使排便通畅。

(3) 常吃粗粮，不盲目节食：粗、杂粮中含有丰富的维生素B，可增强肠道的紧张度。膳食纤维丰富，能在肠道中保持水分，软化大便，促进肠蠕动。不要盲目节食。吃得少，肠道内形成的食物残渣就少，排便的次数就会减少，肠道内水分回吸收增多致大便干燥，不易排出，产生便秘。

(4) 饮食不宜太清淡：过分追求饮食清淡少油，

会因为肠道中的残渣缺乏脂肪的润泽而出现排便困难。这部分女性可适量补充一些含对血脂影响小的、富含单不饱和脂肪酸的坚果类食品，或使用茶油、橄榄油炒菜。

(5) 避免刺激性食物：对于患有痉挛性便秘和阻塞性便秘的女性，膳食中应避免酒、浓茶、咖啡、辛辣的调味品及各种香料等刺激性食物；同时还要减少粗糙的植物纤维素的刺激，少吃竹笋、韭菜、芹菜，可以吃一些柔软的、温和的、少刺激的食物，如可将一些瓜菜类去皮后烹饪，蔬菜选择一些嫩的菜心等；慎用蔗糖、萝卜等易使腹部胀气的食物。

10 更年期需要戒烟吗？

数据显示，女性吸烟所造成的身体危害比男性更大。烟草是最广泛的改变卵巢功能的物质。女性吸烟可诱发过早绝经，患乳腺癌、子宫颈癌及卵巢癌的风险增加，易患脑卒中和压力性尿失禁。吸烟是老年女性认知功能减退及骨质疏松的重要危险因素。女性应充分认识吸烟的危害性，尽早戒烟。

11 更年期需要禁酒吗？

少量饮酒可预防冠心病的发生，中等量饮用红酒对认知功能具有保护作用，但多量饮酒可损害肝、脑等脏器，增加高血压的发病率并增加体重指数，影响认知功能，增加骨折的发生风险。更年期需要限酒，成年男性1天饮用酒的酒精量不宜超过25 g，相当于啤酒750 ml，或葡萄酒250 ml，或38°的白酒67 ml，或高度白酒50 ml；成年女性1天饮用酒的酒精量不宜超过15 g，相当于啤酒450 ml，或葡萄酒150 ml，或38°的白酒39 ml。

12 更年期可以参加体育锻炼吗？

生命在于运动。长期进行有氧运动是绝经后女性骨质疏松干预的最积极疗法，运动干预的敏感年龄是绝经后最初几年，且运动干预的时间至少应在1年以上，所以更年期女性应尽早开始体育锻炼。体育锻炼可改善机体各器官的功能。从运动生理学的角度看，“当每分输出量一定时，心输出量越大，每分钟的心率就越低”。人体在有氧状态下，进行中等强度与较长时间的运动，能够增强心肺功能，如增加肺活量和肺功能，增加回心血量和心输出量等。所以科学地进行体育锻炼，不仅能提高更年期女性的肺功能，也可以提高运动时的心率储备，进而降低安静时的心率，最终达到提高更年期女性呼吸系统、循环系统的功能水平，以及改善消化系统、神经系统、内分泌系统、免疫系统、运动系统功能的目的。有氧运动可使女性体内的血清雌激素、孕激素水平明显升高，雄激素水平明显降低，并使更年期综合征患者在潮热、出汗、失眠、烦躁、易怒、抑郁、性交困难、乏力、头痛、心悸等方面的不适症状得到改善。定期运动可以降低女性总的死亡率并减少由心血管疾病引起的死亡。更年期女性应结合自身条件制定运动方案和强度，经常参加体育锻炼。

13 更年期体育锻炼需要注意什么？

更年期体育锻炼的注意事项如下。

(1) 持之以恒：三天打鱼，两天晒网，不但锻炼的成果得而复失，而且会因身体不能适应突然的运动造成意外的损伤。

(2) 循序渐进：运动强度应由较小逐渐过渡到中等程度，以中为度，不要做高强度运动。运动方式应由易到难，由简到繁，时间要逐渐增加，难度逐步提高。每次运动要由静到动，再由动到静，逐步过渡。

(3) 动静适度：无论何种运动，必须使全身各部位的肌肉、骨关节等都能得到锻炼，但过度运动，对健康是不利的，容易引起疲劳，甚至造成内脏或躯体损伤。所以更年期女性运动时应注意适当休息。所谓动静适度，应以“轻、柔、稳”为原则，在体育锻炼初期，宁少勿多，宁慢勿快，逐渐递增。在运动时，应避免快速、旋转或低头的动作，或有可能跌倒的动作。人过中年，不宜参加带有竞赛性或突击性的紧张活动，也不适宜长时间进行过于单调的重复劳动。

(4) 运动的时间及地点：早晨空气新鲜，人们精神饱满，是锻炼身体的最好时间。刚吃饭后不宜马上进行活动，以饭后1～2小时为宜。最理想的锻炼地点应该是空气新鲜的地方，如湖滨、公园、清洁宽敞的绿化地区。不要在马路上锻炼。

(5) 运动前后的注意事项：运动前，应先做准备活动，可以防止突然剧烈活动造成的心慌、气促、晕倒等现象。运动后，应进行整理活动，使身体逐渐恢复到正常状态，有利于全身脏器的调整，也可预防对身体不利的因素产生。运动后忌马上休息、马上洗澡、喝冷水及吃酸性食物（如肉、蛋、鱼等）。

(6) 要加强身体的自我体察：在锻炼期间，要善于自我体察，注意自己的呼吸、血压、脉搏、锻炼后的自身感觉，防止不良反应。定期体检，以便调整自己的锻炼方法，提高运动效果。感到身体不舒适或体力不支时，不能强行锻炼，需减量或暂时停止锻炼。

14 更年期女性适合参加哪些体育锻炼？

每位女性应根据自己的身体健康状况、运动负荷、使用的器材、锻炼程度、周围环境、兴趣爱好等选择不同的运动内容和方式。运动的最佳方式是中等强度的有氧运动。更年期应选择各关节、各肌肉都活动的全身性项目，如散步、慢跑、太极拳、五禽戏、八段锦、游泳、保健体操等，能使头颈部、躯干、上下肢都得到全面的锻炼。一定要注意根据个人特点选择适宜的运动项目，对于工作压力大的女性，可首选步行、慢跑、有氧健身操、瑜伽等以健身、娱乐、休闲为主的运动方式；而身体肥胖的女性，若伴有高血压、糖尿病、冠心病等，可选择强度小并能陶冶情操的运动方式，如轻松的慢步、简易的广播体操和园艺活动等，以伸展筋骨。不宜做强度过大、速度过快的剧烈运动，如冲刺、跳跃、憋气、倒立、滚翻等。

15 如何把握更年期女性体育锻炼的强度和频率？

运动强度常用心率指标和最大吸氧量来衡量。调查显示，40～55岁的中年女性参与体育锻炼时，当心率达到125～140次/分，她们的主观感觉是汗流浃背；心率为110～130次/分时，主观感觉是出汗，感觉良好；而心率为95～100次/分，主观感觉是心情愉快，认为活动比安静状态好。由此可见，大多数女性采取小负荷、中低强度的锻炼方式，使运动时的心率达到110～130次/分或95～100次/分较为理想。对个体而言，运动时最大心率＝170－实际年龄。所以，更年期女性应从小强度项目开始锻炼，参考上述指标，结合自身体质，找到最适宜的运动强度。有研究资料指出，每周2次的锻炼仅能保持机体的现有功能储备，而每周3～4次的锻炼才能提高机体的功能储备。因此，以健身为目的时，运动频率一般可以为每周3～4次，每次至少持续15分钟，30～60分钟可达最大效果。最佳运动频率是每天1次，可以由少到多，逐渐增加，贵在坚持，这样才能达到良好的效果。

16 更年期女性睡眠时打鼾需要治疗吗？

绝经后女性鼾症的发生率是绝经前女性的2.6倍，打鼾的女性在睡眠过程中会感觉憋气，反复出现睡眠暂停及觉醒。更年期女性鼾症增多与以下机制有关：更年期女性雌激素减少，内分泌功能紊乱，肥胖，脂肪组织增多且多为向心性分布，上气道周围脂肪堆积，使上呼吸道狭窄；更年期女性神经肌肉调节功能减退，肌张力下降，组织松弛，睡眠时易塌陷，使上气道面积减小。打鼾的女性多数较为肥胖，由于打鼾，长年累月处于低血氧状态，会出现白天嗜睡、记忆力减退、乏力、心悸、憋醒、胸闷、胸痛等症状；精神神经损害者会出现反应迟钝、痴呆、抑郁、躁狂等；打鼾者性欲会下降，加之因打鼾致夫妻分室而居，夫妻感情可出现失和；打鼾严重者会意识模糊，甚至昏迷。打鼾是病，可引起多种危害，故应积极干预。打鼾症状较轻的女性应通过控制饮食、减轻体重、戒烟酒、多运动（如颈部操）、采取侧卧位等方式积极干预。打鼾严重，伴有呼吸暂停者应及时就医进一步检查，可采取药物、手术、无创呼吸机、各种矫治器等进行治疗。

17 更年期睡眠健康有哪些要求？

睡眠质量决定生命健康和生活质量。睡眠是生命不可缺少的补给站，充足的睡眠、均衡的饮食和适当的运动，已成为国际社会公认的3项健康标准。科学睡眠有四要素，即睡眠的用具、睡眠的姿势、睡眠的时间、睡眠的环境。

（1）睡眠的用具：床垫的硬度宜适中，枕高一般以睡者的一肩（约10 cm）为宜，夏季枕头要经常翻晒以避免病菌进入口鼻。

（2）睡眠的姿势：选择舒适、有助于安眠的睡姿。有心脏疾患者最好以右侧卧为主，以免造成心脏受压而增加发病率。血压高者应适当垫高枕位。四肢有疼痛处者，应避免压迫痛处等。

（3）睡眠的时间：不同年龄段的最佳睡眠时间是不同的，30～60岁的成年女性，每日睡7.5小时左右，并应保证晚上10点到凌晨5点的“优质睡眠时间”。60岁以上的老年人应在每晚12点前入睡，每天睡5.5～7.0小时，长期睡眠超过7小时或睡眠不足都会导致注意力变差，甚至出现老年期痴呆，增加早亡风险。

（4）睡眠的环境：15～24℃是最佳睡眠温度；长期关门闭窗、空气不流通会使人不能安眠；在发射高频电离电磁辐射源附近居住者，最好迁居。

女性若能掌握科学睡眠的四要素，就能有效地提高睡眠质量。

18 更年期睡眠有哪些禁忌？

（1）临睡前不要吃东西：临睡前吃东西会加重胃肠、肝、脾等器官的负担，大脑皮质主管消化系统的功能区也会被兴奋，在入睡后常做噩梦。睡觉前饥饿的话，可少吃一些点心或水果（如香蕉、苹果等），吃完半小时之后再睡觉。

（2）不要蒙头而睡：这样会大量吸入自己呼出的二氧化碳，缺乏必要的氧气，对身体健康不利。

（3）睡觉前不要做导致情绪过于激动的事情：人的喜怒哀乐都容易引起神经中枢的兴奋或紊乱，使人难以入睡甚至造成失眠，故睡前要尽量避免大喜大怒或忧思恼怒，要尽量使情绪平稳。

（4）睡觉前尽量不要用脑及说话：大脑处于兴奋状态，思维活跃，易导致失眠。

（5）选择适宜睡觉姿势：以向右侧卧位最好，全身骨骼、肌肉都应处于自然放松的状态，容易入睡，也容易消除疲劳。

第二章

基本补充药物

19 年纪大了，需要补充维生素吗？

维生素在调节人体代谢和延缓衰老过程中起到十分重要的作用。大多数维生素无法在体内合成和储存，必须依赖外源性供给，而中老年人由于胃肠道功能逐渐衰退、进食量减少及饮食习惯改变，更易出现维生素摄入不足或利用障碍。因此，一般推荐老年人每日维生素的摄入量可稍高于年轻人。对于绝经期女性，需要特别强调维生素D的补充，其对女性发病率明显较高的骨质疏松有治疗作用。但过量的维生素摄入亦可影响其他营养物质的吸收和利用。

20 如何通过食物来补充维生素？

钙是健康骨骼的主要营养元素，可通过饮食或钙剂补充，达到人体的正常需求量。俗话说“药补不如食补”，人体所需的钙全部或大部分可以从食物中获得，合理的饮食是最经济安全的补钙途径。牛奶、虾皮、豆制品、坚果等都是含钙量较高的食物。

合理膳食可以补充维生素D，动物肝、蛋黄、多脂肪的海鱼、鱼肝油、受紫外线照射过的蘑菇都含有一定量的维生素D（表2-1）。其中，以多脂肪的野生海鱼含维生素D较多，但不易得到，其他食物中含维生素D较少，因而单靠食物补充维生素D是不够的。所以如果缺乏足够的阳光照射，常需要额外补充维生素D胶囊或片剂。

骨骼中有机物质的构成还需要足够的蛋白质作为保障，鸡蛋、鱼类等优质和易消化的蛋白质较适合老年人。尤其要避免一味偏执的素食。

表 2-1 常用膳食钙含量表

食物类别	食物	分量	重量/容量	含钙量(mg)
奶类及奶制品类	牛奶	1 杯	250ml	250
	奶粉（全脂）	2 汤匙	30g	203
	酸奶	1 杯	125g	94
	奶酪	1 小杯	150g	230
豆类及豆制品类	豆腐		100g	164
	黄豆（生）		100g	308
	豆腐干		100g	308
蔬菜类	苜蓿		100g	713
	丝瓜		100g	191
五谷类	大米		100g	13
鱼、肉、蛋类	牛肉		100g	9
	猪肉		100g	6
	鸡肉		100g	9
	蛋	1 只	60g	35
	鳊鱼		100g	89
	黄鱼		100g	53
	河虾		100g	991
	连骨沙丁鱼罐头	1 条	48g	200
坚果类	花生仁		100g	39
	白果		100g	54
	莲子干		100g	97
	山核桃		100g	133

21 微量元素对中老年女性的健康有何帮助？

微量元素是指占人体总质量0.01%以下的元素，是人体所需的七大类营养素之一，主要包括铁、锌、铜、锰、铬、硒、碘、钼、钴、氟等，它们对维持人体内正常的新陈代谢具有重要作用，微量元素与蛋白质和其他有机基团结合构成酶、激素、维生素等，发挥重要的生理生化功能。铁元素在人体中具有造血功能，参与血红蛋白、细胞色素及各种酶的合成，促进生长；铁还在血液中起运输氧和营养物质的作用。碘是甲状腺激素合成的原料；锌是胰岛素的组成成分；锰是体内许多酶的激活剂，调节重要的生命活动；硒是重要的抗氧化剂，人体摄入微量元素不足或过量或元素间比例失调，都会对机体产生不利的影响，甚至导致某些疾病的发生，加速机体衰老，如缺铁会影响人体的健康和发育，最大的影响是导致缺铁性贫血。缺锌导致免疫力下降，缺硒直接促进冠心病的进展。微量元素主要来源于食物，中老年女性应均衡膳食。补充必要的微量元素是预防慢性病的有效途径。

22 如何选择防治骨质疏松的药物？

骨质疏松的治疗并非仅仅依靠“吃药、打针”，而是要通过健康的生活方式、合理的膳食、必要的健康补充剂、合理的药物等综合治疗。在这里简单介绍一下健康补充剂和治疗药物。

(1) 健康补充剂：钙剂和普通维生素D被认为是健康补充剂。也就是说，它们是人体必需的营养元素，本应通过正常均衡的膳食或阳光照射获得，但是在某些情况下，这些营养元素会不足，需要额外补充。健康补充剂往往作为保健品或非处方药使用，安全性较好，可以在医生的建议下自行购买服用，但是不能替代治疗药物。

(2) 治疗药物：骨质疏松的治疗药物有很多种，由专业医生针对不同的疾病情况，处方后才可服用。需要注意的是，骨质疏松的缓解和改善需要一定时间，而骨密度的提高更加缓慢，所以服用药物要有耐心、需要坚持。以下是常用的几种治疗药物。

1) 活性维生素D类似物：如阿法骨化醇等。活性维生素D类似物进入人体后能够快速发挥作用，从而促进肠钙吸收和骨骼形成，提高骨密度，提高肌力和平衡能力，并且见效较快，是治疗骨质疏松的基础药物。

老年人或肾功能不良者对普通维生素D的活化能力减退，这时在补充生理需要量的普通维生素D的基础上，额外使用活性维生素D类似物较为合适，这样既能维持正常的维生素D营养状况，又补充了活性维生素D的不足。

2）双膦酸盐：如阿仑膦酸钠等。双膦酸盐通过抑制骨吸收，提高骨密度，与普通维生素D和活性维生素D合用时可以作用互补。双膦酸盐在体内的半衰期很长，有些药物1周服用一次即可。

口服双膦酸盐时需要注意食管刺激和胃肠道不良反应，有胃溃疡和反流性食管炎的患者要谨慎使用，同时肾功能异常的患者也要慎用。

3）重组人甲状旁腺激素：本药通过促进骨形成，提高骨密度，需要每日注射1次，适用于严重的骨质疏松。

4）雌激素或雌激素受体调节药：绝经后女性使用雌激素不仅可以预防和治疗骨质疏松，还能缓解更年期症状。可以和其他抗骨质疏松药物合用。

23 服用保健品能预防骨折吗？

保健品能调节人体的功能，适用于特定人群，但不以治疗疾病为目的，故保健品不同于药品，对治疗疾病效果不大，仅可以用来进行辅助治疗。目前，中国市场上的保健品品种繁多，五花八门，许多保健品中肆意添加激素，宣传时常夸大其功能，甚至有可能对服用者身体造成伤害，故在购买保健品时应保持理性，选择可靠的品牌，留意保健品的成分、功能，亦可在医院就诊时进行咨询。预防骨质疏松的基本策略，除了适度锻炼、多晒太阳，还有基础药物钙剂和维生素D的补充。对于绝经后女性，补充雌激素也很重要。

24 哪些因素容易诱发更年期女性跌倒和骨折？

更年期女性发生跌倒和骨折并不是一种意外，偶然之中有必然的“内因”存在，那就是影响更年期女性运动、协调、平衡功能的一些情况。

（1）肌力下降：随着年龄的增长，肌肉力量逐步减退，特别是下肢力量减退后，出现动作迟缓、迈不开步、容易磕绊、不能快速调整步伐和姿势而发生跌倒。

（2）平衡能力减退：人体正常的直立和行走姿势需要平衡能力维持，训练有素的体操运动员平衡和协调能力非常好，这种功能与神经系统有关，也和肌肉力量有一定关系，平衡能力减退后容易发生跌倒。

（3）感觉功能减退：年纪大了出现的耳聋、眼花，都会影响判断力和反应力，易发生跌倒。

（4）影响平衡能力的疾病：脑卒中后遗症、低血压、帕金森病等都会影响平衡能力。

（5）药物：催眠药和镇静药会导致头晕、视物模糊；镇痛药会引起意识不清；降压药可能导致疲倦、低血压；降糖药可能引起低血糖晕倒；感冒药导致嗜睡等。

（6）心理因素：心理和情绪因素会造成注意力不集中、对外界的反应迟钝、漠然等，如“走路还想心事”。

了解这些因素，通过采取措施或加以留心和自我提醒，能有效防止跌跤，做个快乐的“不倒翁”。

25 如何防止跌倒和骨折？

对照下面每一条的具体做法，对减少意外跌倒和骨折有很大帮助。

（1）买一双防滑、合脚舒适的鞋子。一双这样的鞋子可能会有点贵，但是绝对值得。尽量避免高跟鞋、拖鞋或鞋底过软的鞋子，有的鞋子鞋底沾了水会特别滑，一定要及时更换。

（2）把家里的灯光调亮。检查一下家里的照明，把昏暗的灯泡换掉，或在每次更换灯泡时，使用瓦数更高的灯泡。

(3) 家里备一副安全、稳当的梯子。强烈建议老年人不要做登高取物、擦窗等“危险”动作，但是老年人又常常不好意思因为这样的小事麻烦子女，那就准备一副安全、稳当的梯子，如果一定要登高，稳当的梯子比桌子、板凳好很多。

(4) 看看家里哪些地方会滑，特别是沾上水以后，铺上可靠的防滑垫。卫生间、浴室、厨房是重点，记得铺好的防滑垫一定是踩上去本身不会滑动的！

(5) 如果家里有宠物，给它系个铃铛。宠物来去有声响，避免它们突然出现惊吓到老年人。

(6) 清理通道上的杂物和障碍物。家里的地面平整、清理掉不必要的门槛和杂物，可以防止夜间走动绊倒。

(7) 在必要的地方安装扶手。卫生间、浴室、楼梯等地方尽量安装扶手，避免站立不稳，发生跌倒。外出时别怕扶手弄脏手。

(8) 检查常用物品是否在合理的地方。物品摆放位置、高度是否合理，家具的位置、摆设尽量不要变化。

(9) 合适的背包。避免携带沉重物品，如果一定要携带，背着比拎着好，斜背比单侧背好，因为这样更省力，有利于身体平衡。

(10) 辅助设施。使用合适长度、顶部面积较大的拐杖，听力差的老年人要配助听器，有视力障碍的老年人要去就医。

26 维生素D是什么？对骨健康有什么作用？

维生素D的发现是人们与佝偻病抗争的结果。早在1824年，有人发现鱼肝油在治疗佝偻病中起重要作用。1918年，英国的梅兰比爵士证实佝偻病是一种营养缺乏症，但他误认为是缺乏维生素A所致。1930年，德国哥根廷大学温道斯教授首先确定了维生素D的化学结构。1930年，经过紫外线照射麦角固醇而得到的维生素D_2的化学特性被阐明，维生素D_3的化学特性一直到1936年才被确认。

人们对维生素D可能并不陌生，它和骨骼健康密切相关，没有维生素D就谈不上骨质疏松的防治。

维生素D的作用是多方面的，除了促进肠钙吸收，还可以促进骨骼形成，提高骨密度，提高肌力和平衡能力，这些对于骨质疏松的防治都具有重要意义。

维生素D与骨折愈合也有密切关系。研究发现，人体在维生素D缺乏的状态下，骨折的愈合变慢，甚至出现不愈合的情况。老年骨折患者在合理补充营养的同时，也要关注维生素D是否缺乏，必要时补充活性维生素D，对骨折的愈合有一定帮助。

应注意很关键的一点，仅有足够的维生素D是不够的，它可以储存在人体的脂肪等组织中，只有经过肾的羟化酶进行活化，成为活性维生素D，才对机体有用。这就像原油和汽油的关系，原油可以储存，但是必须要在炼油厂加工成汽油，才能用来让汽车开动。在机体衰老、肾功能不全的时候，维生素D的活性下降，普通维生素D不能有效、足量地被加工成活性维生素D，这时就需要补充活性维生素D。

27 为啥补了许多“钙”，还是骨折了？

骨骼的新陈代谢贯穿人的一生，是不间断地重复着清除旧骨、形成新骨的重建过程。当骨形成超过骨吸收时，骨量增加；当骨吸收超过骨形成时，骨量减少。骨量持续减少将继发骨质疏松和骨折。绝大部分人认为单纯通过补钙可以治疗骨质疏松，预防骨折，但单纯的补钙只能提高骨质的储备，无法阻止骨质的吸收。此外，各种钙源的钙吸收率均在30%左右，且受到身体状态（甲状旁腺功能亢进，甲状腺功能亢进，慢性肾功能不全等影响钙吸收和排泄）、饮食习惯、其他药物等因素的影响。预防骨质疏松、降低骨折风险应从多方面入手。

（1）提高骨质储备：①摄入足够的钙，服用钙剂、进食钙含量高的食物，如牛奶、虾皮等。②增加户外运动，晒太阳可增加体内维生素D的含量，促进钙的吸收；摄入充足的维生素D，可口服维生素D制剂，或进食富含维生素D的食物，如鱼肝油、蛋黄、蘑菇等。③保持良好生活习惯，戒烟酒，避免饮用咖啡及碳酸饮料。

（2）减少骨质吸收：①补充雌激素，雌激素水平降低会引起骨质流失，是绝经期女性出现骨质疏松的重要原因，绝经激素治疗是预防绝经后骨质疏松的重要手段。②其他抑制骨吸收的药物，有双膦酸盐类、降钙素类及选择性雌激素受体调节药类。

28 更年期女性在性心理方面会有哪些特点？

更年期是女性走向老年的过渡时期。在生理、心理和社会功能方面，这一年龄阶段的女性比较成熟，她们肩负着重要的社会及家庭责任，但体内性激素水平的改变及其他生理功能的逐渐衰退和老化，导致她们在性心理方面存在一些特点。

女性到更年期，事业有一定成就，但仍肩负重任，心理受到刺激和打击较多。由于子女已长大成人、离开父母，而出现“空巢综合征”。如果仍与孩子住在一起，也可能因为“代沟”，在生活上发生冲突，而成为新刺激的来源。随着年龄的增长，很多女性不再担任行政职务或已退休，社会角色发生变化，不免增加心理上的困扰和不适应。中青年阶段忙于工作和家务（包括抚育和管教孩子），夫妻之间情爱上沟通可能不够，以致孩子长大离开父母后，夫妻双方退休在家、朝夕相处时，显露出一些不协调或格格不入的局面。一些女性认为，绝经标志着性生活的终结，在性爱和情爱方面不如年轻时那样热烈，不情愿适应丈夫的性要求，常导致夫妻感情生活恶化。而且由于家庭环境变化和性格改变（主观、唠叨、易激动），可引起婚姻和家庭矛盾，甚至导致夫妻感情破裂。由于绝经女性阴道黏膜萎缩，分泌物减少，自然影响夫妻的性体验和性表达。

但也有一些女性的性体验和性表达在绝经后卵巢功能减退时，并未受到明显影响。事实证明，一位在绝经前一直保持有规律性生活的女性，绝经后仍可保持良好的性适应，甚至60岁以后仍如此。女性对绝经所持有的负面情绪及悲观态度，极大地影响了她们的性适应。应明确告诉她们，绝经期的到来不是性生活的终结，帮助她们去愉快地适应和应对这一过渡期所带来的认知问题和实际问题。

29 为什么中年夫妻之间容易出现性不协调？

男性在50岁左右处于上有老下有小（指家中）和承上启下（指事业）的中坚地位，是创建事业的关键时期。为了事业他们往往投入了极大的精力和体力，而此时身体生理功能的下降容易导致身体疲劳。由于注意力过于投向工作，加之身体的疲劳，便可能出现一定程度的性冷淡。在女性方面，随着卵巢功能衰退和情绪的变化，在性爱和情爱方面也会出现淡化现象。更年期女性由于雌激素水平降低，女性盆腔组织、神经肌肉系统、血管及其他器官都会逐渐发生改变，阴道黏膜萎缩也增加发生局部炎症的概率。同时由于潮热、出汗、烦躁、焦虑、紧张和抑郁等更年期症状，也会增加更年期女性性适应的困难。这些原因都可能会影响更年期夫妻的性欲和性生活的协调。

男性比女性衰老较晚也较慢，许多50岁左右的男性事业有成，很有社交魄力和魅力，会成为很多年轻异性的崇拜目标，无形中又增加了男性的优越感。而更年期女性常出现体形的改变，如肥胖、不灵活、苍老、失去往日的娇姿和魅力，这样就会使她们在丈夫面前有自卑心理，认为自己对丈夫已无吸引力了，导致在性生活方面出现被动应付。长期下去，势必会影响性生活的和谐，达不到性高潮，也会使丈夫发生性兴趣缺乏和性冷淡。更年期对女性是一个特殊阶段，丈夫应对这些暂时性生理变化给女性带来的不适，予以谅解和容忍，对她们的痛苦予以同情和关怀，这样既有利于她们度过更年期，也有助于家庭和睦与性和谐。

30 更年期女性的性行为有什么变化？

更年期是女性生育力逐渐停止的过程，绝经则是生育力终止的信号，但这并不表明女性的性要求与性反应能力终止。相反，当某些女性意识到自己即将进入绝经期或已绝经了，由于不再担心自己会妊娠，还可能会出现性欲增强的现象。由于宗教信仰，有些女性认为绝经后自己不能生育了，再有性要求和性愿望是下流、邪恶的事情。事实上，大部分女性并没有因为绝经期的到来而停止性活动，也没有因为更年期综合征的出现而影响性行为。女性绝经前期，由于需要考虑避孕的问题，有担心妊娠的紧张情绪。有些月经过多、出血时间延长的女性，可能会影响丈夫的性要求和性情趣。女性绝经后由于阴道缩窄及分泌物减少而出现性交痛，有些女性会主动求治，以满足夫妻双方的性要求和性和谐，但也有部分女性因此拒绝丈夫的性要求，成为绝经期感情不和、家庭破裂的一个重要原因。受传统观念影响，中国女性尤其羞于向外人谈及个人的性生活问题，即使性生活非常痛苦，也只好自己忍了。有些男性对女性的性要求和性反应缺乏了解，甚至在性生活中只求满足个人的欲望，对女性不观察、不了解、不体贴。长期性抑制和不满足的性生活会使中年女性出现了厌倦性生活的现象。亲密的婚姻关系常常建立在亲密和谐的性关系基础之上。性满足的婚姻关系对夫妻双方的意义是不言而喻的，所以提高性生活质量对稳定中老年夫妻的婚姻有重要意义。

31 如何缓解性交痛？

性交痛的原因是阴道的萎缩和干涩，所以绝经后女性可以在医生的推荐下全身或阴道局部使用雌激素，以增加阴道上皮的厚度和弹性，同时可以增加阴道分泌物，减轻或消除性交痛。女性的性欲还和体内的雄激素水平有关，在西方国家，医生推荐性欲低下的绝经后女性在使用雌激素的同时使用低剂量的雄激素，可以很好地增强性欲，而选择有雄激素活性的性激素受体调节药——替勃龙，对性欲改善要优于单纯的雌激素。

绝经后女性可使用润滑剂缓解阴道干涩，减少性交时疼痛感，也减少男性的不适感。用于阴道萎缩症状的润滑剂大致为水溶性基质，可以在药店买到。

32 性激素治疗对老年女性的泌尿生殖道健康有帮助吗？

尽管大多数60岁以上女性都曾经或正患有泌尿生殖道局部感染，但只有一小部分进行过雌激素治疗，其中的原因恐怕与患者和医生都有关系。大部分女性会羞于谈这些私人问题而不去治疗，或是因为对治疗缺乏认知和害怕不良反应而不去治疗。显而易见，本来女性患者无须忍受这些痛苦。雌激素可使阴道的酸碱度、阴道黏膜的厚度恢复正常，使上皮重新获得血液供应，并提高阴道的润滑度。大量的临床证据显示，全身（口服或经皮）补充雌激素可以很好地缓解萎缩性阴道炎和尿道炎的症状，如阴道干燥、瘙痒、性交困难、尿急等，并可降低绝经后女性反复泌尿系统感染的发生率。虽然全身补充雌激素可以治疗泌尿生殖道萎缩症状，但仍有25%的患者症状缓解不理想，而且对于年龄超过60岁的女性，不宜全身补充雌激素，同时对于不能使用口服雌激素的女性，选择阴道局部使用雌激素治疗更为合理和安全。阴道局部使用雌激素对泌尿生殖道的萎缩症状更有效，缓解更快。

第三章 社交活动和心理支持

33 如何评估更年期女性的心理健康？

围绝经期的女性首先要明白月经的终止只是表示卵巢功能的衰退，并不意味着全身所有的系统均已衰老，更不表示生命即将结束。因为女性的平均绝经年龄是50岁，而平均寿命有78岁，即还有人生旅途的1/3必须好好度过。正确对待与合理安排生活，做到老有所为，老有所乐，可使夕阳红得更艳，晚年过得更充实。更年期女性心理健康的主要标志是：①智力正常；②心理表现符合年龄特征；③性格开朗、乐观，善于控制情绪；④充分认识自己的价值，有自信心；⑤愿意与人友好相处；⑥自尊、自爱；⑦正确对待性爱，保持心理平衡。

34 更年期女性情绪不稳定怎么办？

老年人的喜怒哀乐有不稳定的特点，易兴奋、激动，爱唠叨，易与人争辩，久久不能平息。一部分老年人过去在工作岗位上十分忙碌，如今变成闲人，则精神萎靡不振、情绪低落。要学会保持乐观情绪。人生在世，难免会遇到不如意的事情与逆境，必须懂得心理上的自我调整和适应，尽量做到愉快、乐观、遇事不怒。常言道“笑一笑，十年少；愁一愁，白了头”，是有科学道理的，为了保持乐观、愉快，应控制不良情绪。一切从实际出发，“物质上知足常乐，精神上自得其乐”。对待同样的遭遇和精神压力，各人应付紧张的态度和方法不同，将会产生不一样的心理反应和心灵创伤。著名导演黄佐临在中日友好老年人健康研讨会上发表《永葆青春之诀窍》中提出的座右铭“开口便笑，笑古笑今，凡事付之一笑！大肚能容，容天容地，于人何所不容？”，以幽默与宽容解脱心灵创伤，以达到老年人心理上的自我保健。

35 更年期女性总感觉与时代脱节怎么办？

女性退休后，与外界的接触减少，生活圈子变得狭窄，不太能接受新事物，跟不上新潮流，喜欢坚持自己的老经验、老观点，思想保守，易导致人际关系欠和谐。更年期女性应学会适应社会。首先行动上要顺应角色的改变，无论是在社会上还是家庭中都必须做到这一点，才能心胸宽阔，免去无谓的烦恼。其次是思想上要跟上社会发展的步伐，与时俱进，不能用老眼光去观察新事物，必须不断学习，顺应潮流，更新观念与思维模式，不必自寻烦恼。必要时可以通过心理咨询指导与自己的努力，达到改善、缓和社会因素导致的心理应激反应。

36 刚过 50 岁就像个“老糊涂”怎么办？

更年期女性视敏度逐渐下降、听力减退，并随着年龄的增长而加重，甚至出现味觉不同程度的减退。感知觉的减退导致反应缓慢、迟钝。认知能力减退，加上老年人记忆力下降，尤其对近期发生的事情或听到的信息常瞬息即忘，导致“老糊涂”现象的出现。其实“老糊涂”不是老年人的普遍现象，经常用脑思考问题的老年人，记忆力衰退速度减慢，仍能保持思维的灵活性，其认知能力也没有明显减退。更年期女性要不断用脑，学习新知识，接受新信息，增加新爱好，跟上社会发展的步伐，积极、愉快地参加家庭以外的社会生活。社会心理学家指出，开展“忘年交”活动，与青年人结为推心置腹、无话不谈的挚友，可以防止心理衰老，减慢心理年龄的衰老速度。总之，更年期女性必须正确对待自己，加强自我保健，在家庭和社会的热情支持与帮助下，一定能健康愉快地度过人生的晚年。

37 如何度过多事之秋的“空巢期”？

“空巢期”指在家庭生命周期中，所有的子女都已长大离家，家庭中只剩下老年人独自生活的阶段。伴随着第一代独生子女走出家庭，以往出现在老年人群中的“空巢现象”正呈现中年化趋势，未来10年，“空巢家庭”将成为中年家庭的主要形式。随着子女的离开，之前被隐藏的夫妻矛盾会暴露出来，处理不当会引发家庭危机。当“更年期”撞上“空巢期”，女性会感觉生活突然失去了重心，亲子依恋性强的会变得焦虑不安、忧郁、精神寂寞、失落、悲观，严重者甚至会产生自杀行为。

中年“空巢期”是寂寞危机与快乐机遇并存的时期。女性应积极面对生活，学会自我调整，要重拾或发展兴趣爱好，转移注意力，提高生活情趣。要意识到孩子并不是自己生活的全部，陪伴自己一生的是丈夫而不是孩子，“空巢期”是夫妻感情再升华的一个良好契机，应把握机会重筑并享受二人世界的甜蜜与温馨。丈夫要在妻子遭遇“空巢期”时挺身而出，夫妻之间要加强沟通，相互理解和支持，调整双方的空余时间安排。注意培养共同爱好，以此来舒缓妻子的负面情绪。子女在自身尽快独立起来的同时，也应理解父母，多与父母沟通。了解并帮助父母解决他们所遇到的问题，鼓励父母多与他人交往，培养兴趣爱好。多与父母联系，消除父母的孤独感。但应注意的是，女性一旦在一段时间里出现了情绪上难以把持的情况，应该寻求（更年期门诊）专家和心理医生的帮助。

第四章

健康体检和疾病诊疗

38 不来月经了还需要看医生吗？

绝经是每位女性都必然经历的生理过程，由于性激素水平变化将导致潮热、出汗、睡眠障碍、情绪波动、关节疼痛等更年期症状，且存在个体差异，严重者影响正常的工作和生活，需及时就医、积极干预。另外，女性进入更年期后许多疾病的发生率升高，具体如下。

（1）骨质疏松：随着年龄的增长，骨量逐渐降低，女性绝经后雌激素分泌减少，进一步加速了骨量丢失，出现腰、腿、关节疼痛和椎间盘突出，严重者出现自发性骨折。骨质疏松需要尽早干预，在补充钙剂及维生素D的基础上，绝经激素治疗可以有效缓解骨质流失。

（2）心血管疾病：雌激素具有改善脂质代谢紊乱、降低低密度脂蛋白水平、增加高密度脂蛋白含量和抗氧化作用。有研究表明，女性绝经后心血管疾病的发病风险显著提高，与更年期雌激素水平下降引起的代谢变化（高血脂）和血管功能变化（动脉硬化）有关。更年期女性应定期检测血压、血脂等，积极防范心血管疾病的发生。

（3）恶性肿瘤：近年来，女性恶性肿瘤的发生率逐年上升，许多恶性肿瘤早期并无特殊临床表现，出现明显症状时已是晚期，定期体检对于早期发现肿瘤是必不可少的。

所以，不来月经只是卵巢停止工作的标志，而不是女性停止身体检查尤其是妇科检查的信号。

39 更年期女性健康查体主要做哪些检查？

更年期是女性由中年向老年的转折阶段，女性在更年期存在各种健康隐患，需要定期进行健康体检。体检项目如下。

（1）一般体检项目：体重、腰围、脉搏、呼吸、心率、血压测量等。

（2）妇科检查：绝经后期可见外阴及阴道萎缩，阴道分泌物减少，阴道皱襞消失，子宫颈、子宫可有萎缩。

（3）实验室检查：①血、尿、粪三大常规检查；②生化检查，了解肝功能、肾功能、血糖、血脂、尿酸等；③空腹胰岛素检查，了解胰岛素抵抗情况；④肿瘤标志物筛查；⑤免疫功能检查。

（4）性激素检查：多数患者雌二醇（estradiol，E_2）＜100 pmol/L，E_2 水平周期性变化消失；卵泡刺激素（follicle-stimulating hormone，FSH）、黄体生成素（luteinizing hormone，LH）水平升高，FSH＞40 U/L，提示卵巢衰竭。

（5）阴道分泌物检查：查看有无老年性阴道炎、滴虫性阴道炎、霉菌性阴道炎等。

（6）子宫颈细胞学检查：属于子宫颈癌的防癌筛查。

（7）盆腔超声检查：了解子宫和附件（卵巢、输卵管）情况，测量子宫内膜厚度，注意是否有子宫肌瘤、卵巢肿物等。

（8）乳腺钼靶：了解乳腺情况，如有无增生、病变、肿块、钙化等。

（9）心电图：初步了解心脏功能。

（10）营养代谢、肌肉关节功能测定：可精确检测更年期女性的营养状况（个体化判断饮食结构是否合理并给予指导意见）、肌肉和关节功能（判断老化情况、骨质疏松状况）等，对于指导更年期女性生活、饮食及保健、治疗有重要作用。

此外，更年期女性还应学会自我查病的方法，掌握一些基本的医学知识，注意自己的主观感觉，如活动后胸闷、心悸，就要想到有无心脏病；消瘦乏力、消化不良、黑色大便，要警惕消化系统疾病等。至于一些通过眼看手摸发现的可疑体征，如乳房肿块、下肢水肿等，一经发现应立即到医院检查。

40 绝经后女性经常有排尿不适症状，需要到泌尿科检查吗？

尿液由肾产生，经输尿管进入膀胱，最后经尿道排出，正常女性泌尿系统具有完整的防御机制，其中包括：①膀胱有规律的排尿，尿液不断流动可以稀释及排出进入膀胱内的少量细菌，冲洗尿道口周围，若膀胱残余尿多，时间长，发生尿路感染的可能性就越大。②膀胱黏膜有杀菌能力，还可以抵御细菌入侵，其可分泌杀菌物质，具有抗菌作用。此外，尿液内高浓度的尿素和有机酸不利于细菌生长。③雌激素使外阴前庭及阴道内pH值保持在4.5左右的酸性环境，细菌不易繁殖。

绝经后女性因雌激素水平低下，阴道pH值上升，膀胱、尿道黏膜上皮变薄，防御能力减弱，易发生尿频、尿急、夜尿多、尿失禁、反复感染等泌尿系统症状。因此，绝经激素治疗或局部使用雌激素可以有效缓解尿路刺激症状。有尿路症状时，首先应该先去泌尿科检查，排除器质性疾病和感染性疾病，必要时在行抗感染治疗的同时加用雌激素，有助于症状迅速改善。

41 为什么绝经后老年女性还要做妇科检查？

正常女性50岁左右绝经，代表卵巢衰竭、生育力停止，但生殖器官存在，仍会有疾病发生的可能，如生殖道炎症、生殖系统肿瘤等都是绝经后女性的好发疾病。所以即使是绝经了，也还是要定期进行妇科检查，因为没有月经也还是女人。老年女性的妇科检查项目和育龄期女性的妇科检查项目大致相同，但因为绝经后雌激素水平降低，阴道表层上皮菲薄，所以要注意保护，使用润滑剂，避免人为损伤。如果在检查中发现异常，应进一步做必要的辅助检查，如影像学检查、血液化验等。

42 如何进行乳房的自我检查？

乳房的自我检查可以早期发现肿瘤，为治疗赢得宝贵时间。月经后1周内是自我检查的黄金时间，此时体内激素水平下降，乳房的状态最放松，病变容易检出。具体方法如下：首先，站立于镜子前，对比观察两侧乳房，注意大小、形状是否对称，表皮是否存在红肿、萎缩、凹陷等改变，乳头是否回缩，有无血性分泌物（可检查内衣上是否存在血性及浆液性分泌物的污渍）。其次，平卧于床上，被检查的一侧手臂举过头部，背部垫高使乳腺外移到胸壁前面，先用右手检查左侧乳房，手指并拢，手掌和手指均平置于乳房上，轻施压力，按照外上方→外下方→内下方→内上方→乳头→腋窝的顺序逐步触摸，尤其留意乳腺外上区域，乳腺癌多发于该区域，触摸过程中注意有无触痛及包块，切忌重压或抓挠，以同法检查右侧乳房。自检并不能发现所有的早期乳腺癌，因为不是所有的乳腺癌都表现为异常的肿块，故每年1次的健康体检必不可少。

43 绝经后白带内有血丝是怎么回事？

绝经后阴道出血是妇科的常见症状，其病因复杂，主要原因如下。

（1）生殖系统炎症，绝经后雌激素水平低下，阴道黏膜抵抗力低下，容易受细菌感染。

（2）服用激素类药物。

（3）子宫内膜腺体萎缩，管口容易堵塞，形成腺体囊肿，腺体破裂可致小静脉栓塞或破裂出血。

（4）子宫肌瘤等良性子宫病变。

（5）子宫内膜癌等恶性肿瘤。虽然绝经后白带内有血丝绝大部分原因是子宫内膜良性病变，但超过90％的子宫内膜癌患者都会出现围绝经期或绝经后阴道流血，是子宫恶性肿瘤的临床信号，需要提高警惕，如果绝经后出现阴道流血，不必过分紧张，应及时前往医院就诊，明确病因，排除恶性肿瘤。

44 更年期女性出现腰、腿、关节疼痛，需要做哪些检查？

更年期女性雌激素水平低下，骨质吸收大于骨质生成而致骨质疏松，骨量的快速丢失和骨关节的退行性变可导致腰、腿、关节疼痛，需要如下检查。

（1）骨密度测定，评估老化及骨质疏松状况，必要时可行腰、下肢X线及计算机体层成像（computed tomography，CT）检查，了解是否存在椎间盘突出等情况。

（2）血清钙、磷测定。

（3）血清25（OH）D含量测定，了解体内维生素D的水平，指导治疗。

（4）生化检查，如肾功能、血糖，排除影响骨质代谢的慢性疾病。

（5）甲状腺及甲状旁腺功能测定，排除影响骨质代谢的慢性疾病。

45 更年期女性患抑郁障碍，需要去哪些科就诊？

研究已经证实，女性雌激素与中枢神经系统的结构和功能活性有关，雌激素可以影响神经元生长，刺激大脑局部神经营养因子的表达，调节多巴胺、5-羟色胺等神经递质，从而影响大脑功能。更年期雌激素水平急剧变化，容易出现潮热、出汗、睡眠障碍等更年期症状。此外，更年期女性还面临一系列社会和家庭的问题，如环境的改变、工作压力增加、婚姻的变化、亲人的丧失、子女问题等。在生理因素、心理社会因素的双重“夹击”下，更年期女性常出现精神神经系统症状，如焦虑和抑郁，抑郁主要表现出以紧张、忧郁为主的情绪障碍，伴有睡眠障碍，患者对一切事物均无兴趣，思维反应迟钝，甚至出现自杀行为。更年期女性合并严重精神神经症状时应及时就医，必要时接受相应治疗。需要妇产科、精神科、心理科、中医科等配合治疗。

46 眼睛越来越看不清，需要注意什么？

绝经后女性出现视物模糊的常见原因如下。

（1）糖尿病性视网膜病变：绝经后女性常发生肥胖，容易罹患糖尿病。眼部病变是糖尿病最为常见的慢性并发症之一，几乎所有的眼病都可能发生在糖尿病患者身上，如眼底血管瘤、眼底出血、泪囊炎、青光眼、白内障、玻璃体混浊、视神经萎缩、黄斑变性、视网膜脱落等。绝经后女性应警惕糖尿病的发生，合理饮食，注意监测血糖，已罹患糖尿病的患者应积极治疗，控制血糖，避免发生糖尿病并发症。

（2）老年性白内障：随着年龄的增长，晶状体蛋白质老化变性而发生混浊，称为老年性白内障，视物模糊是白内障的早期表现，视力呈进行性减退，故老年性白内障需要及早去眼科处理，以免出现永久性视力丧失。

（3）老年性黄斑变性：常单眼先发病，最终双眼受累。目前认为，老年性黄斑变性与视网膜色素上皮的代谢功能衰退有关，光损伤、营养不良、中毒、免疫性疾病、高血压性动脉硬化等均有可能成为诱发因素。绝经后女性易出现血糖、脂质代谢紊乱，并发高血压、动脉粥样硬化等心脑血管疾病，引起黄斑病变，出现视物模糊。

绝经后女性随着卵巢功能减退，雌激素水平低下，对心血管系统、能量代谢产生不利影响，绝经后代谢综合征（包括肥胖、2型糖尿病、糖耐量异常或胰岛素抵抗、高甘油三酯血症、低高密度脂蛋白血症、高血压等）的发生风险大大提高，使得心脑血管意外的发生风险增加，代谢综合征影响全身各个系统，应及时进行干预。绝经后女性要保持健康的生活习惯，合理膳食，适当进行身体锻炼，定期进行健康检查。

47 绝经后还会发生妇科肿瘤吗？

绝经后雌激素水平低下，子宫肌瘤、子宫内膜异位症（巧克力囊肿）、子宫腺肌病等雌激素依赖性疾病一般情况下不再进展，但有极少数子宫肌瘤可发生肉瘤变（恶变），多表现为阴道不规则出血、腹痛、腹部包块。此外，绝经后某些妇科肿瘤的发生率增加，如75%的子宫内膜癌发生于50岁以上的女性，主要临床表现为绝经后阴道出血；外阴鳞状细胞癌主要发生于绝经后的女性；卵巢上皮性肿瘤、输卵管癌亦多见于中老年女性，故每年的健康检查必不可少。

第五章 自我健康管理

48 更年期没有什么不适症状，是否意味着不需要看医生？

从治疗症状的角度出发，如果更年期没有出现明显症状而影响生活和工作，无须就医。但科学的、全新的健康理念认为，没病不等于健康。没病是指去医院做检查，临床结果都正常。但健康除了指未患疾病，还包括完整的生理、心理状态及良好的社会适应能力。

对于即将进入和已经进入更年期的女性，由于个人体质、激素状态、精神因素、社会环境等不同，并不是每一个人都会出现可感知的更年期综合征症状，即使有症状也有程度轻重和症状形式的差别。因此，在面对更年期综合征时，要科学地认识和理解这一自然的生理变化过程，从疾病预防的角度出发，40 岁以上的女性如果月经有变化了，可提前去更年期门诊咨询需要注意的事项，以便科学地面对更年期容易出现的各种健康问题，并为远期健康（包括预防心血管系统疾病、骨质疏松、老年期痴呆等）及早开始行动。在医生的建议下，规范实施个体化的绝经激素治疗，也有助于预防一些远期疾病的发生。为了给更年期后的有生之年筑起健康防线，建议更年期女性应定期就医、定期健康体检，做到疾病的早发现、早诊断、早治疗。

49 什么是更年期的自我健康管理？

更年期是每位女性一生中必然经历的一个阶段，要科学地认识和理解这一阶段发生的自然生理变化和可能出现的疾病，从精神上、心理上有准备地去应对。从疾病预防的角度出发，女性要建立自我健康管理意识，就是用科学的健康理念和思维方式，学会经营身体健康，轻松地迈向生命中的“下一站”。自我健康管理具体内容如下。

（1）把管理的概念引入自我健康中来，为促进身体健康，女性应从营养饮食、体质、心理等方面入手，使自己学会降低危险因素和促进健康的行为，用最少的时间、精力、资金等投入，达到最大的健康保健产出。

（2）自我健康管理作为一种新的理念，尤其是针对更年期，就是使女性在认识上把更年期从一种自然发展的过程视为一个管理过程，强化自己对健康问题的主体意识和主体地位，强化自己在更年期健康管理中的责任。

(3) 更年期的自我健康管理不仅仅是一个概念，同时也是一种科学的系统管理方法。在更年期健康管理期间，每位女性都需要积极主动地接受个体化的健康指导，全方位开展个人健康的监测，制定整体健康策略，特别关注更年期相关的健康问题，实施以绝经激素治疗为主的包括生活方式、膳食营养、脑力和体力锻炼、社交活动等全面的更年期健康策略。

50 安度更年期的健康管理有哪些注意事项？

目前，女性的期望寿命已达 75 岁以上，生命的 1/3 将在绝经后度过，要平稳度过更年期这个特殊阶段，健康管理是全方位的。除必要时采用绝经激素治疗外，还需注意以下方面。

(1) 了解更年期是自然的生理过程，正确认识更年期出现的暂时性不适症状。保持心理平衡，塑造乐观、良好、积极的心态。凡事量力而行，不要把弦绷得太紧，调整对自己目标的期望值，避免过分要强及因失败而自卑自弃。经常听合适的音乐，消除不应有的焦虑和恐惧，必要时进行心理咨询和引导，及时排除心理障碍。

（2）建立健康和谐的家庭和人际关系，不但使更年期女性心情舒畅，而且有利于化解来自工作和生活中的不良刺激，建立起生活信心。

（3）生活应有规律，注意劳逸结合，有张有弛。睡前尽量不喝咖啡、茶、可乐等含咖啡因的饮料，避免熬夜等不良习惯。

（4）坚持适宜的有氧运动和身体锻炼，减慢体力下降，使自己有充足的精力和体力投入工作和生活。

（5）饮食多样化，粗细搭配，营养均衡，应限制糖、热量、动物脂肪、胆固醇和盐的摄入，补充优质蛋白（如奶类、鱼类、豆类、瘦肉等）、维生素、微量元素、钙和纤维素等。碳水化合物的摄入应适当减少，每餐保持八成饱即可。

（6）合理适度地安排性生活，重视性保健和提高性生活质量能增进夫妻感情，巩固婚姻关系，促进家庭和睦，有益于心身健康。

（7）重视身体健康的异常信号，如更年期后的阴道出血。更年期妇科肿瘤和心血管系统疾病的发生率增加，一旦有异常现象，要及时诊治。定期体检，达到“无病早防，有病早发现、早治疗”的目的。

(8) 生活习惯方面，进入更年期，牙齿开始松动，咀嚼功能下降，应养成良好的口腔卫生习惯；由于皮肤的保护作用减弱，要常洗澡，勤换内衣，少用肥皂洗澡，以防体脂过多流失；保持大便通畅，养成定时排便的习惯；每天冲洗外阴部，以保持清洁。

通过自我为主的健康管理，可减轻和防止女性更年期的诸多不适反应，维护和促进更年期女性的身心健康，提高和改善其生活质量，使其顺利度过人生的“多事之秋”。

51 如何建立自我健康管理档案？

更年期女性应该在绝经前开始健康管理。健康管理内容包括健康咨询与教育、心理健康、运动、饮食、生活起居、体检指导、就诊路径。更年期女性应通过学习有关健康的医学知识，树立科学的健康理念，来提高自我保健意识。自我健康评定标准以世界卫生组织提出的“五快”“三良好”来对照自身的健康状况。“五快”即食得快、睡得快、说得快、便得快、走得快。“三良好”是衡量心理健康的标准，包括良好的个性、良好的处事能力及良好的人际关系。更年期女性在建立健康生活方式的基础上，建立个人健康档案，制订合理的健康计划；

借助于网络平台软件保存信息资料，定期对自己的健康状况进行自我评估；还可以建立相应的自我健康管理自助表，内容包括各种更年期症状的变化情况、月经情况记录、健康评定标准记录、定期测量体重、身高和腰围、乳房自查结果、定期医院体检结果和绝经激素治疗等用药情况登记。通过自我健康管理档案分析，发现健康危险因素，及时就诊，选择合适的干预方法，提升自我健康管理水平。

52 更年期症状有评价标准吗？

更年期症状的表现形式多样，早期识别绝经相关症状及表现，及时给予相应的心理支持或药物治疗，可有效提高更年期女性的总体健康水平。改良Kupperman评分是常用的评价绝经症状的方法之一（表5-1）。总分为0～63分。更年期综合征评判时，分数＞35分为重度，20～35分为中度，＜20分为轻度。若症状为中、重度时，应及时到医院更年期门诊进行检查和治疗；轻度者也应注意自我保健，定期到医院更年期门诊进行咨询和随访。

表 5-1　改良 Kupperman 评分表

症状	加权系数	程度				分数
		无（0分）	轻（1分）	中（2分）	重（3分）	
潮热、出汗	4	无	＜3次/日	3～9次/日	≥10次/日	
失眠	2	无	偶尔	经常	经常且严重，需服安眠药	
烦躁易怒	2	无	偶尔	经常	经常不能克制	
感觉异常	2	无	偶尔	经常有刺痛、麻木、耳鸣等	经常而且严重	
泌尿系统症状	2	无	偶尔	＞3次/年，自愈	＞3次/年，需服药	
性交困难	2	无	性欲下降	性生活困难	性欲丧失	
忧郁多疑	1	无	偶尔	经常，能克制	失去生活信心	
关节、肌肉疼痛	1	无	偶尔	经常，不影响功能	功能障碍	
眩晕	1	无	偶尔	经常，不影响生活	影响日常生活和工作	
头痛	1	无	偶尔	经常，能忍受	需治疗	
易疲劳	1	无	偶尔	经常	日常生活受限	
心慌、心悸	1	无	偶尔	经常，不影响生活	需治疗	
皮肤蚁走感	1	无	偶尔	经常，能忍受	需治疗	

注：①症状评分＝基本分（即加权系数）×程度评分；②总分，各项症状评分之和

53 如何进行自我健康膳食的管理？

更年期是一个渐进过程。随着更年期女性逐渐步入老年阶段，机体出现了基础代谢率降低、生理功能减退、消化系统调节适应能力下降等一系列生理变化，势必使营养需要发生相应变化，这就需要更年期女性对自己进行健康膳食管理，以满足“平衡膳食”的要求，健康膳食管理要注意以下几点。

（1）食物多样，谷类为主：谷类是中国传统膳食的主体，是人体最经济的能量来源。要注意粗细搭配，经常吃一些粗粮、杂粮等。

（2）多吃蔬菜、水果和薯类：蔬菜、水果是微量元素、膳食纤维和天然抗氧化物的主要来源；薯类含有丰富的淀粉、膳食纤维，多食用有助于保护心血管健康，预防某些癌症等。

（3）补充蛋白质：奶类和豆类含有丰富的优质蛋白质、维生素和钙等，常食用有助于减缓骨质丢失，预防心血管疾病等。

（4）常吃适量的鱼、禽、蛋、瘦肉：动物性食物也是优质蛋白质、维生素和矿物质的良好来源。

（5）少吃盐，少饮酒：长期高盐饮食会增加心血管疾病的发病率，并影响某些维生素的吸收。酒类也应尽量少饮，普遍的观点认为酒精对女性健康弊大于利。

(6) 保证足够水分摄入：满足每日足量饮水对防治心脑血管疾病的发生有益处，注意不要感到口渴才喝水。

以上建议仅针对相对健康的更年期女性，如有合并某些特殊疾病，应在医生指导下，制订合理的专病饮食计划。

54 更年期女性如何提高睡眠质量？

睡眠障碍无论发生在什么时候都需要进行诊治。对于正处在更年期的女性，由于雌激素水平呈波动性下降，导致对大脑皮质抑制作用减弱，从而对睡眠造成较大影响。此外，潮热、出汗也会使女性睡眠时辗转反侧、难以入睡。据调查发现，近40%的更年期女性饱受夜间频醒、入睡困难或失眠等睡眠障碍的困扰，令其白天出现疲惫、焦虑和情绪不稳等，这又会加重夜间睡眠质量下降，形成恶性循环。那么，究竟有哪些治疗方法可以提高更年期女性的睡眠质量呢？准确来说，应该还是要到医院找医生进行必要的治疗。这里仅介绍一些日常的预防和改善措施。

充分睡眠即每晚睡眠7～8小时。睡眠除了消除疲劳，使人体产生新的活力外，还与提高免疫力，增强抵御疾病的能力有关。晚上10时至凌晨2时是人体细胞更新最活跃的时间，这时不睡眠，细胞的新陈代谢就会受到影响，人体就会加速衰老。因此，要避免经常睡得过晚。

所谓合理的睡眠，是指除了睡眠时间要适当之外，在睡眠的准备、姿势和习惯等方面也要有一些讲究，综合起来有“十忌”。

（1）忌临睡前进食：如果晚饭吃得过早，睡前感到饥饿，可少吃一点点心或水果（如香蕉、苹果等），但吃完之后，至少要休息半个小时才能睡觉。

（2）忌睡前用脑：如果有在晚上学习和工作的习惯，应先做比较费脑的事，后做比较轻松的事，以便放松大脑，容易入睡。

（3）忌睡前激动：睡前要尽量避免大喜大悲、忧思恼怒，不看惊险和悲惨的影片，尽量保持情绪平稳。

（4）忌睡前过多说话：俗话说，“食不言，睡不语”。因人在说话的时候容易兴奋，思想活跃，从而影响睡眠。

（5）忌仰面而睡：以右侧卧位为最好，这样全身骨骼、肌肉都处于自然放松的状态，容易入睡，也容易消除疲劳。

（6）忌张口而睡：因张口而睡，不仅易受空气中病毒和细菌的侵袭，而且也易使肺部和胃部受到冷空气和灰尘的刺激，从而引起疾病。

（7）忌蒙头而睡：蒙头而睡会大量吸入自己呼出的二氧化碳，缺乏必要的氧气，对身体健康极为不利。

（8）忌迎风而睡：睡眠时千万不要让从门窗进来的风吹到头上、身上。因为时间长了，冷空气就会从人皮肤上的毛孔侵入，轻者感冒，重者口眼歪斜。

（9）忌对灯而睡：因灯光会扰乱人体内的自然平衡，致使人的体温、心跳、血压变得不协调，从而使人感到心神不安，难以入睡，即使睡着，也容易惊醒。

（10）忌强迫入睡：遵守20分钟规则，如果躺下20分钟都无法入睡，那就起床做些事情，直到有睡意再躺回床上。

最后，提醒更年期女性，在日常生活中一定要保持良好的生活作息习惯，除此之外，睡前可以尝试喝杯热牛奶、听听柔美的音乐、泡个热水浴等方式来放松身体。如果失眠还是没有缓解，建议及早去医院进行治疗。

55 如何预防慢性病的发生？

女性进入更年期后，由于卵巢功能衰退，体内卵巢分泌的激素水平波动，出现程度不同的临床症状或潜在的疾病。临床数据显示，女性糖尿病、高血压、冠心病的发生率随绝经年限的延长明显上升。慢性病（高血压、糖尿病等）的预防首先是坚持健康的生活方式，包括戒烟、限酒、饮食控制、减轻体重，这对降低血压，控制血糖及血脂非常有帮助。应了解和掌握健康的标准和高血压、糖尿病的早期症状，重视定期体检，测血压和查血糖并详细记录，提高自我监测的能力。要注意体重管理，可计算体重指数［体重指数（body mass index，BMI）＝体重（kg）/身高（m^2）］，正常为 18.5 $kg/m^2 \leqslant BMI <$ 23.9kg/m^2，以判断身体是否符合标准。定期测量腰、臀围，预防脂肪过多堆积和中心性肥胖。培养良好的饮食习惯，注意节制热量的摄入，多食用一些富含钙的食物。选择合适的锻炼方式并持之以恒，保证充足的睡眠。有绝经激素治疗适应证并排除禁忌证的更年期女性，个体化给予低剂量的雌激素药物治疗，对心血管疾病具有预防作用，也有助于糖代谢。同时重视健康体检，及早发现疾病，并到相关科室就医，进行规范治疗。

56 更年期后患了心血管疾病需做哪些检查？

女性绝经后心血管疾病的发病风险显著增加，但发病过程缓慢，早期也没有明显的症状，只有当影响心脏供血后才会出现症状。要判断是否患了冠心病，一定要到医院去检查，即使诊断患了冠心病，也不要因此背上思想包袱，应积极治疗。心血管疾病有许多检查项目，包括基本项目如心电图、心功能，还有动态监测的检查如平板运动等，以及有创的检查如冠状动脉造影等，需做哪些检查应由心血管科的医生决定，既无须盲目追求高大上，非贵非全不可，也要避免偏听偏信，拒绝必要的检查。更年期女性应多了解一些心血管疾病的基本知识。在进行正规的专科治疗后，必要时可加用雌激素类药物来改善紊乱的血脂代谢，缓解或减慢冠状动脉粥样硬化。每隔 3～6 个月去医院复查，遵医嘱进行心电图检查及相关的心内科检查，必要时行冠状动脉造影，以明确病变进展情况。

57 有哪些检查方法可以了解骨质是否疏松？

绝经和年龄增长是引起骨质疏松的 2 个主要因素，女性在 50 岁绝经和 60 岁进入老年期，是 2 个骨量迅速减少的时期。骨关节疼痛、脊柱弯曲和发生脆性骨折是骨质疏松最典型的临床表现。由于早期常无明显的自觉症状，许多更年期女性往往在骨折后经 X 线或骨密度检查时才发现已有骨质疏松改变。更年期女性有条件者需要行骨密度测定，了解自己是否已有骨质疏松。骨密度测定能够比较客观地反映骨量，是评价骨质丢失、进行骨质疏松早期诊断及监测治疗的主要技术手段。测量骨密度的方法有以下几种。

(1) 标准X线片检查：表现为骨小梁变细、稀少，皮质变薄，出现层状结构，椎体可见横行骨小梁减少，严重时可发现压缩性骨折。但不能用于早期评估骨折高危性，因为X线片出现明显变化前已存在30%～40%的骨丢失。

(2) 双能X线吸收法（dual-energy X-ray absorptiometry，DXA)：可较精确地确定骨密度和骨质疏松性骨折的部位，且放射剂量明显低于标准胸部X线片检查。DXA也可测量全身各部位骨量。由于各部位骨密度存在差别，应用DXA技术测量桡骨、髋骨和脊柱3个部位，可提供高精确度数据。临床采用T评分表示骨密度测定值。T值＝（测定值－骨峰值）/标准差，T值≥－1.0为正常，－2.5＜T值＜－1.0为骨量减少，T值≤－2.5为骨质疏松。DXA是诊断骨质疏松的金标准。

(3) 定量CT骨密度测量（quantitative CT，QCT)：可在多数CT机上进行，但放射剂量高于DXA，虽然其可精确测量椎骨量，但却不能精确测量股骨的骨量。

(4) 超声检查：不仅能反映骨密度的情况，而且可以反映出骨的质量和结构，具有重复性好、无放射性和价格低廉等优点，适用于筛查和普查。目前超声检测仪器的测量部位主要是跟骨（松质骨）和胫骨（皮质骨）。

(5) 生化检查：可进行辅助检查，包括骨形成指标（如碱性磷酸酶、骨钙素等）和骨吸收指标（如空腹尿羟脯氨酸、钙与肌酐比值、抗酒石酸酸性磷酸酶等）。

58 更年期女性减肥应注意哪些方面？

首先，应了解一下自己是否肥胖，判断肥胖的常用指标有：理论体重＝（身高－100）×0.85。体重指数（BMI）＝体重（kg）/身高（m）^{2}（正常，18.5 kg/m^2≤BMI<23.9 kg/m^2；超重，BMI 为 24.0～27.9 kg/m^2；肥胖，BMI≥28.0 kg/m^2）。全身脂肪含量（BF%）判断肥胖更加准确，但需专业仪器。正常，15.0≤BF%< 25.0；脂肪超量，25.0≤BF%<30.0；肥胖，BF%≥30.0。

女性更年期容易出现脂肪堆积、身体发胖、体重增加、骨质疏松、血胆固醇增加和动脉粥样硬化等现象。很多女性为了美丽就会选择减肥，特别是很多人都首选节食减肥。有研究显示，过度减肥会使更年期女性骨折的危险性显著增加。这是因为体瘦或减肥过度的女性往往体内雌激素水平较低，容易引起骨质疏松和骨折；另外，体瘦或减肥过度的女性因体内脂肪少，在跌跤时缺少脂肪的缓冲作用，也易骨折。更年期女性应通过均衡饮食、适度运动等健康生活方式控制体重，切忌过度节食减肥。控制体重的均衡饮食原则如下。

（1）选择低脂肪、高纤维素食物：低脂肪、高纤维素食物多为杂粮、蔬菜、水果等，少吃脂肪含量高的食物（如甜食、油炸类食物等），少吃动物油，多吃植物油。动物油含有饱和脂肪酸，摄取过多会引起动脉粥样硬化和肥胖等；植物油含有不饱和脂肪酸及维生素E，有较好的抗衰老作用。

（2）适当摄取蛋白质：随着年纪增大，身体的代谢功能会逐渐降低，这时应补充一些优质蛋白质食物，如牛奶、瘦肉、禽类、鱼类和蛋类等，但不应过量。多摄取豆制品补充植物蛋白对更年期健康也有好处。

（3）适当摄取维生素：多种维生素是人体代谢中必不可少的有机化合物，多吃新鲜蔬菜和水果，增加维生素和矿物质，可以提高人体抵抗力。

（4）饮食清淡：系指低盐、低脂、低糖、低胆固醇和低刺激等“五低”饮食。更年期女性饮食上要尽量选择易消化的食物，避免盐、糖过量，不吃刺激性食品，如酒、咖啡、浓茶和胡椒等。

此外，养成良好的生活起居习惯，劳逸结合，补调结合，营养与运动结合，保持愉快心情，都有助于控制体重和身体健康。

59 更年期性生活需要注意什么？

看到这个问题，有些女性会觉得难为情。要知道，性生活是人的基本需求之一，和谐的性生活能增进夫妻间的情爱，巩固婚姻关系，促进家庭和睦，有利于女性身心健康。但很多女性在更年期时，不仅脾气变得暴躁、易怒，连性生活也冷淡了，这无疑会影响婚姻生活，其实更年期女性也需要正常的性生活。

（1）要对更年期有正确的认识，明白自己出现性冷淡、性欲减退和性交疼痛等性功能障碍是较常见的更年期障碍，对于女性的身心健康有极大的影响，应及时就医，适当采取措施加以调整。

（2）同时要明白，和谐、适度的性生活是更年期女性所必需的，不仅能缓解衰老，改善神经、精神症状，而且能增强自己的自信心。不该有“绝经即绝欲”“老夫老妻不需要性生活”的错误认识，而是要唤起对性的渴求，对生活的希望。

(3) 夫妻双方要注意培养夫妻间的情爱和性兴趣，掌握科学的性知识，重视性保健，根据具体情况采取一些辅助措施，如增进交流，必要时使用局部雌激素或局部润滑剂，以提高性生活的质量。

(4) 需要注意的是，更年期女性需要性生活，但也不可过多；要做好避孕措施，防止意外妊娠。

附　录

附录一　绝经门诊的就医流程

1. 绝经激素治疗的规范诊疗流程　见附图 1-1。

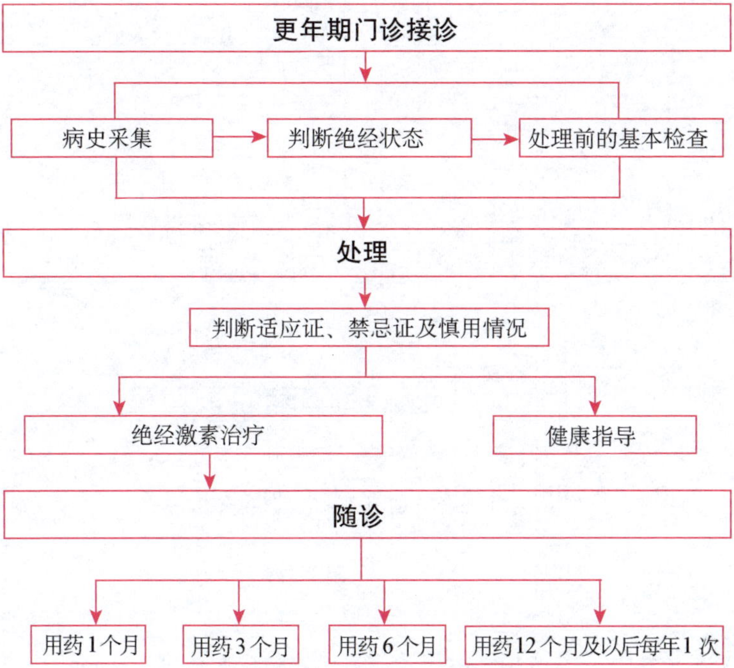

附图 1-1　绝经激素治疗的规范诊疗流程

2. 更年期门诊接诊流程　见附图 1-2。

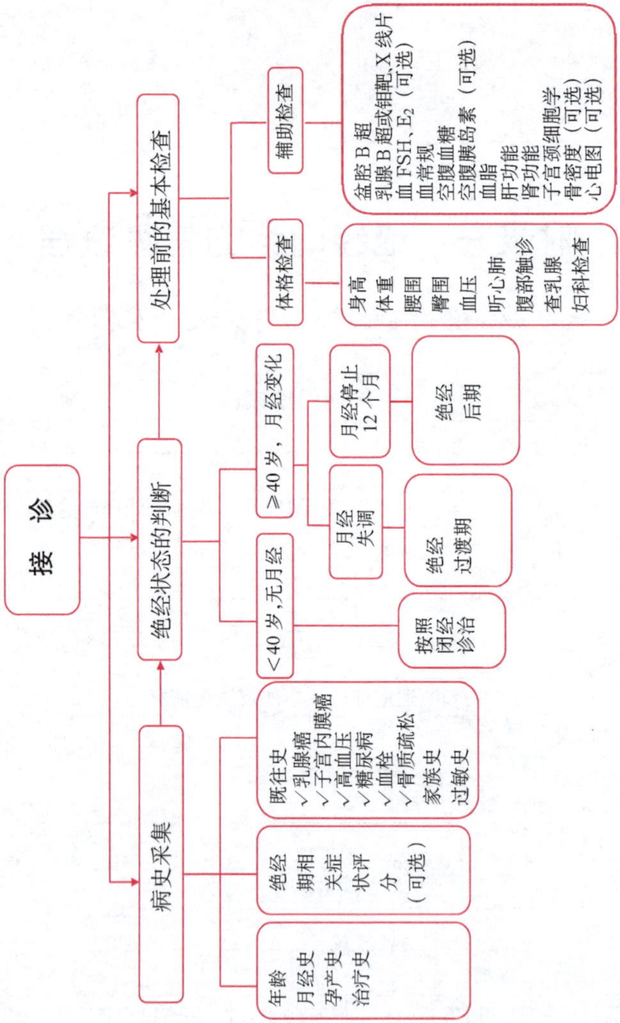

附图 1-2　更年期门诊接诊流程

注：FSH. 卵泡刺激素；E_2. 雌二醇

3. 启动绝经激素治疗流程　见附图 1-3。

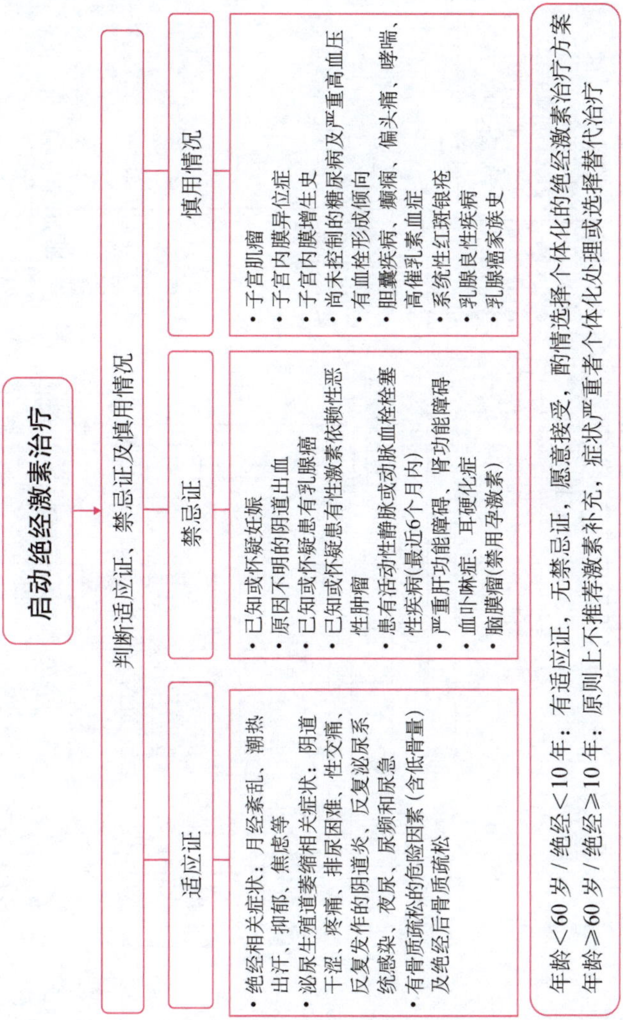

附图 1-3　启动绝经激素治疗流程

4. 更年期门诊健康策略　见附图 1-4。

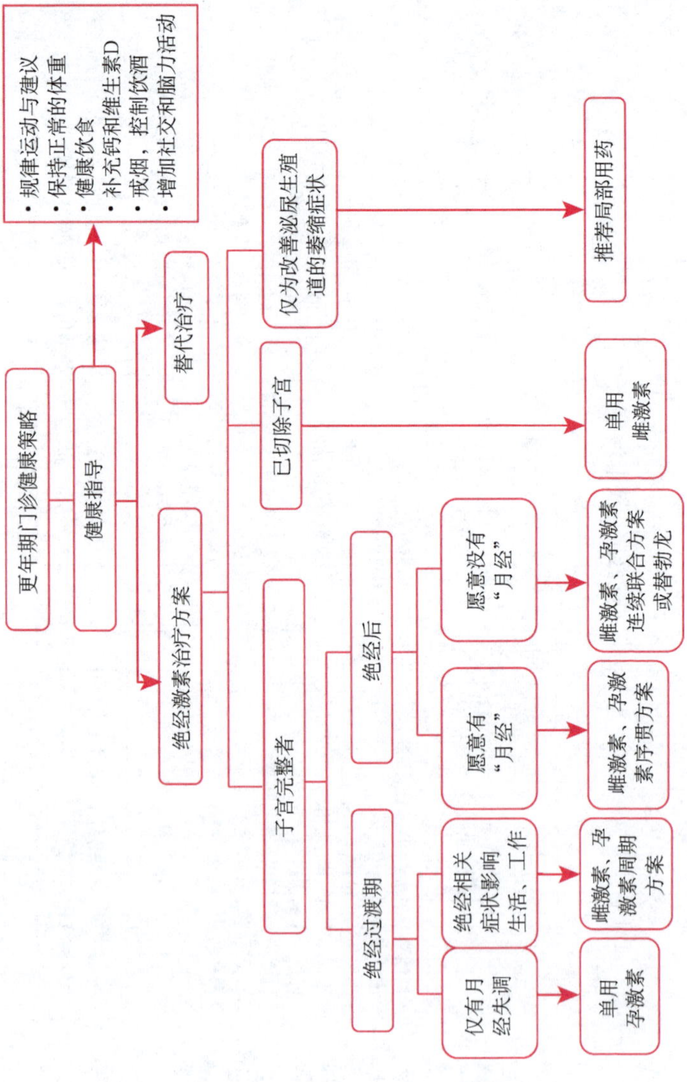

附图 1-4　更年期门诊健康策略

5. 绝经激素治疗的随诊流程　见附图 1-5。

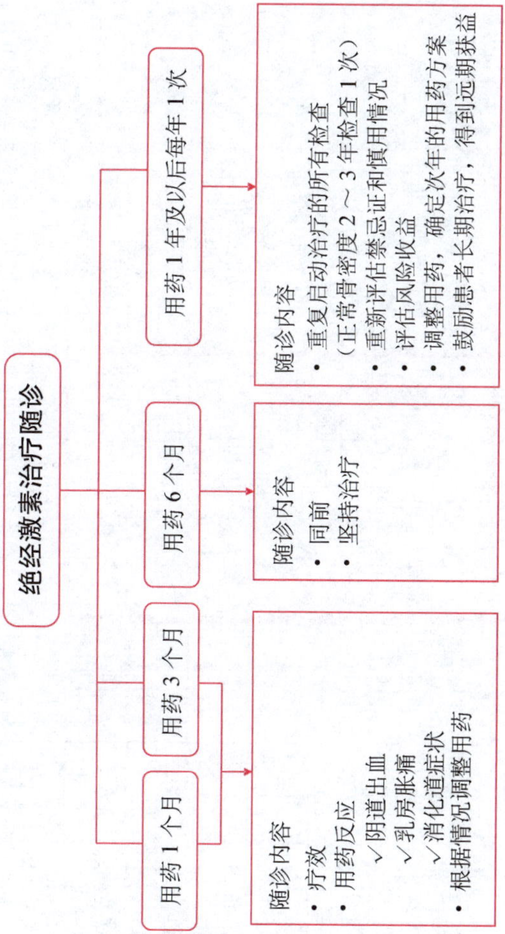

附图 1-5　绝经激素治疗的随诊流程

6. 女性绝经期自测表（改良 Kupperman 评分）见附表 1-1。

附表1-1　女性绝经期自测表（改良Kupperman评分）

症状	程度评分				加权系数	得分*
	0	1	2	3		
潮热出汗	无	<3次/天	3～9次/天	≥10次/天	4	
感觉异常	无	有时	常有冷、热、痛、麻等	经常而且严重	2	
失眠	无	有时	经常、用催眠药有效	影响工作生活	2	
情绪激动	无	有时	经常，能自控	经常，不能自控	2	
抑郁及疑心	无	有时	经常，能自控	失去生活信心	1	
眩晕	无	有时	经常，不影响生活	影响工作和生活	1	
疲乏	无	有时	上四楼困难	日常生活受限	1	
骨关节痛	无	有时	经常，不影响功能	功能障碍	1	
头痛	无	有时	经常，能忍受	需服药	1	
心悸	无	有时	经常，不影响工作	需治疗	1	
皮肤蚁走感	无	有时	经常，能忍受	需治疗	1	
泌尿系统感染	无	有时	>3次/年,能自愈	>3次/月，需治疗	2	
性生活状况	正常	性欲下降	性交痛	性欲丧失	2	
总分及评价	分数：		□正常　□轻度　□中度　□重度			

注：*.症状评分＝加权系数×程度评分，总分>30为重度，16～30为中度，6～15为轻度，<6为正常；引自中华医学会妇产科学分会绝经学组.绝经相关激素补充治疗的规范诊疗流程.中华妇产科杂志，2013，48（2）：153

附录二　更年期保健的营养建议

一、更年期保健的营养食谱制定标准

1. 体重评价

(1) 标准体重 (kg) ＝身高 (cm) －105。

(2) 判断现有体重是偏低还是超重：体重指数 (BMI) ＝体重 (kg) /身高 (m^2)，见附表 2-1。

附表 2-1　BMI 评定标准（中国标准，kg/m^2）

等级	BMI 值
体重过低	＜18.4
正常值	18.5～23.9
超重	24.0～27.9
肥胖	≥28.0

2. 判断活动强度

(1) 轻体力活动：以站立或少量走动为主的工作，如办公室人员等。

(2) 中等体力活动：如教师、护士等。

(3) 重体力活动：如职业舞蹈演员等。

3. 能量计算　根据体重情况和活动强度，确定相对应的单位能量值，即为每日所需总热量。中年女性每日能量供给量见附表 2-2。

附表 2-2　中年女性每日能量供给量（kcal/kg 理想体重）

体重	卧床休息	轻体力	中等体力	重体力
体重正常	15～20	30	35	40
超重或肥胖	15	20～25	25～30	30～35
体重过低	20～25	35	40	45～50

注：1kcal＝4.184kJ

4. 确定主食量　主食即富含碳水化合物的食物，如大米、面粉、玉米等，是全天食物中热量的主要来源。可根据每日所需总热量来指导主食的摄入量。热量与主食量对应表见附表 2-3。

附表 2-3　热量与主食量对应表

每日所需热量（kcal）	每日建议主食量（g）
1200	约 150
1300	约 175
1400	约 200
1500	约 225
1600	约 250
1700	约 275
1800	约 300
1900	约 310
2000	约 325
2100	约 350
2200	约 375

5. 确定副食量 每日副食品种类与推荐摄入量见附表 2-4。

表附 2-4 每日副食品种类与推荐摄入量

副食品种类	推荐摄入量（g）
瘦肉	100～150
蛋类	1 个鸡蛋（以 1 周 3～5 个为好）
豆类及其制品	50～100
奶类及其制品	250
蔬菜	500
水果	200
油脂	＜20

6. 不同食物中营养素含量 不同食物中营养素的含量见附表 2-5 至附表 2-7。

附表 2-5 部分食物膳食纤维含量（g/100 g）

食物	膳食纤维	食物	膳食纤维	食物	膳食纤维
茯苓	80.9	竹荪（干）	46.4	八角	43.0
松蘑（干）	35.1	红菇	31.6	麸皮	31.3
花椒	28.7	紫菜（干）	21.6	蘑菇（干）	21.0
花茶	17.7	枸杞子	16.9	菊花	15.9
大豆	15.5	红茶	14.8	玉米（干）	14.4
白扁豆	13.4	燕麦	13.2	青豆	12.6
小麦	10.8	酸枣	10.6	黑豆	10.2
大麦	9.9	芝麻	9.8	核桃	9.5
开心果	8.2	杏仁	8.0	花生	7.7
赤小豆	7.7	黄花菜	7.7	杂芸豆	6.8
小扁豆	6.5	荞麦	6.5	绿豆	6.4
黄米	4.4	高粱米	4.3	红枣	3.1
黑枣	2.6	菠菜	1.7	雪里蕻	1.6

附表 2-6　部分食物胆固醇含量（mg/100 g）

食物	胆固醇	食物	胆固醇	食物	胆固醇
猪脑	3100	牛脑	2670	鸡蛋黄	1705
鹅蛋	704	鸡蛋	585	鹌鹑蛋	515
鳜鱼子	495	鲫鱼子	460	鸡肝	429
猪肾	405	牛肾	340	猪肝	288
螃蟹	235	黄油	195	对虾	193
奶油	168	猪舌	158	青虾	158
肥羊肉	148	肥牛肉	133	青鱼	108
鸡	106	填鸭	96	猪油	93
草鱼	86	墨鱼	76	海参	62
瘦羊肉	60	兔肉	59	瘦牛肉	58
羊奶	31	脱脂奶粉	28	牛奶	15

附表 2-7　维生素 A 含量丰富的食物（U/100 g）

食物	维生素 A	食物	维生素 A	食物	维生素 A
黄油	135	人奶	0～10	鲑鱼	154～550
干酪	12～15	小虾	500	牛肝	9～42
奶油	50	鱼肝油	800～30 000	小牛肝	0～15
蛋黄	150～400	鲮鱼	1100	羊肝	17～20
牛奶	0.3～0.4	沙丁鱼	1150～1570	大比目鱼	44

二、更年期女性全天营养食谱范例

更年期女性全天营养食谱范例见附表 2-8、附表 2-9。

附表 2-8 更年期女性全天营养食谱范例 1

餐次	食谱	食物及用量（g）		每日主要营养素摄入量								
				热量（kcal）	蛋白质（g）	脂肪（g）	碳水化合物（g）	钙（mg）	钠（mg）	锌（mg）	维生素 A（pg）	维生素 C（mg）
早餐	馒头	标准面粉	75	446.5	22.1	11.3	64.9	308.8	171.7	7.8	192.0	20.0
	牛奶	牛奶	200									
	炒鸡蛋	鸡蛋	50									
	拌冬瓜	冬瓜	100									
午餐	米饭	大米	150	794.0	27.2	19.6	133.3	435.5	154.9	3.6	30.8	28.0
	猪肉炒油菜	油菜	100									
		猪肉	35									
	炒豆腐	豆腐	50									
	腰果	腰果	20									
	橙子	橙子	100									

（续　表）

餐次	食谱	食物及用量（g）		每日主要营养素摄入量								
				热量（kcal）	蛋白质（g）	脂肪（g）	碳水化合物（g）	钙（mg）	钠（mg）	锌（mg）	维生素 A（pg）	维生素 C（mg）
晚餐	豆包	标准面粉	80	574.9	20.0	2.1	118.2	111.3	134.7	2.5	643.8	31.1
		红豆	30									
	大米粥	大米	40									
	糖醋藕片	藕	50									
	炒胡萝卜	胡萝卜	80									
全日调味品		植物油	18	162.0	0	18.0	0	3.1	3518.0	0	15.7	0
		盐	14									
		酱油	0									
一日合计				1977.4	69.3	51.0	316.4	858.7	3979.3	13.9	882.3	79.1
供给量标准				2100.0	70.0			800.0	5000.0	15.5	800.0	60.0

附表 2-9　更年期女性全天营养食谱范例 2

餐次	食谱	食物及用量（g）		每日主要营养素摄入量								
				热量（kcal）	蛋白质（g）	脂肪（g）	碳水化合物（g）	钙（mg）	钠（mg）	锌（mg）	维生素 A（pg）	维生素 C（mg）
早餐	面包	面包	75									
	甜牛奶	牛奶	200									
		白糖	10	521.5	21.7	14.7	75.7	425.0	387.3	8.9	136.5	10.3
	蒸蛋羹	鸡蛋	40									
	生番茄	番茄	50									
午餐	米饭	大米	150									
	烧茄子	茄子	100									
		西红柿	30									
		猪肉	10	708.7	21.8	10.8	130.3	134.7	26.8	3.9	64.7	61.4
	猪肉炒豌豆	豌豆	100									
		猪肉	20									
	猕猴桃	猕猴桃	50									

（续　表）

餐次	食谱	食物及用量 (g)		每日主要营养素摄入量								
				热量 (kcal)	蛋白质 (g)	脂肪 (g)	碳水化合物 (g)	钙 (mg)	钠 (mg)	锌 (mg)	维生素 A (pg)	维生素 C (mg)
晚餐	艾窝窝	艾窝窝	100	561.1	24.4	11.4	102.8	225.2	182.6	1.7	704.5	23.6
	红枣小米粥	小米	30									
		红枣	5									
	煮花生	花生	20									
	鸡肉炒柿子椒	柿子椒	100									
		鸡肉	20									
	紫菜鸡蛋汤	紫菜	25									
		鸡蛋	20									
全日调味品		植物油	20	187.1	0.8	20.0	0.9	2.5	2918.6	0.1	17.4	0
		盐	10									
		酱油	10									
一日合计				1978.4	68.7	56.9	309.7	787.4	3515.3	14.6	923.1	95.3
供给量标准				2100.0	70.0			800.0	5000.0	15.0	800.0	60.0

三、更年期女性食疗养生食谱

1. 百合拌蜂蜜

（1）配方：生百合 50g，蜂蜜适量。

（2）制法：将生百合与蜂蜜拌后煮熟，即可服用。

（3）服法：临睡前适量服之。

（4）适用人群：适用于心烦、失眠者。

2. 黑木耳红枣粥

（1）配方：红枣 20 枚，黑木耳 30 g，粳米 100 g，冰糖 150 g。

（2）制法：黑木耳水发后撕成小块，红枣沸水泡后去核切丁，加糖煮 20 分钟，黑木耳与粳米熬成粥，调入枣丁，加入冰糖，再煮 20 分钟即可。

（3）服法：佐早、晚餐食用。

（4）适用人群：适用于失眠多梦、眠浅易醒、头晕心慌、健忘者。

3. 花旗参炖水鸭

（1）配方：西洋参（花旗参）5 g，水鸭 120 g，生姜 1 片。

（2）制法：将水鸭去毛剖好切块略煮，西洋参洗净切片，加生姜，放入炖盅内加水 250 ml，隔水炖 2 小时即可。

（3）服法：每天饮用 2 次，每次 1 碗，早、晚各

1次。

（4）适用人群：适用于潮热、出汗、烦躁口渴、疲倦乏力者。

4. 灵芝炖乳鸽

（1）配方：灵芝3 g，乳鸽1只（重约200 g），盐、味精、姜、葱、黄酒各适量。

（2）制法：将乳鸽宰杀，除去毛和内脏，洗净，放入盅内，加水适量，再加入切成片的灵芝及各种调料，将盅放入锅内，隔水炖熟即可。

（3）服法：每周2～4次，每次200～300 ml。

（4）适用人群：适用于腰膝酸痛、四肢无力、头晕、腹胀者。

5. 海蜇荸荠莲子汤

（1）配方：海蜇100 g，荸荠60 g，莲子20 g，盐、味精各少许。

（2）制法：将海蜇切片，荸荠切成两半，与莲子一起放入锅中，加清水适量煮成汤，再加盐、味精即可。

（3）服法：用作主餐汤食。

（4）适用人群：适用于绝经期抑郁症。

6. 冰糖炖海参

（1）配方：水发海参50克，冰糖适量。

（2）制法：将海参放入锅中，加清水适量炖烂，加入冰糖再炖片刻即成。

（3）服法：早、晚空腹食用。

（4）适用人群：适用于绝经期肝肾不足引起的高血压。

附录三　更年期女性的中医药辅助治疗

中医学认为，女性绝经前后由于肾精渐虚、身体阴阳失调、脏腑功能紊乱、冲任二脉虚衰、胞宫失养而易患诸病。中医药主要从调理肾之阴阳平衡、通调冲任、荣养精气方面入手，临床辨证论治。

一、治疗更年期症状的常用中成药

具体用法见各药物说明书。

1. 坤泰胶囊　滋阴清热，安神除烦。用于更年期阴虚火旺引起的潮热面红、自汗盗汗、心烦不宁、失眠多梦、头晕耳鸣、腰膝酸软、手足心热。

2. 坤宝丸　滋补肝肾，镇静安神，养血通络。用于更年期肝肾阴虚引起的月经失调、潮热多汗、失眠健忘、心烦易怒、头晕耳鸣、咽干口渴、四肢酸楚、关节疼痛。

3. 更年安　滋阴潜阳，除烦安神。用于更年期出现的潮热汗出、眩晕耳鸣、烦躁失眠。

4. 大补阴丸　滋阴降火。适用于烘热汗出、潮热面红、眩晕耳鸣、心悸盗汗、腰背酸楚等以阴虚火旺为主者。

5. 乌鸡白凤丸　调经止带。适用于身体虚弱、腰背酸软、头晕耳鸣、精神恍惚、心悸乏力、心烦失眠、口唇色白等以气血不足为主者。

二、治疗更年期症状的方剂

以下治疗更年期症状的方剂可供参考，具体还需个案辨证论治。

1. 滋水清肝饮　出自高鼓峰《医宗己任编》。方药组成：熟地黄 10 g，山药 10 g，山茱萸 10 g，牡丹皮 10 g，茯苓 10 g，泽泻 10 g，白芍 10 g，栀子 10 g，酸枣仁 10 g，当归 10 g，柴胡 6 g。功能：滋肾养阴，清肝泄热。适用于眩晕耳鸣、腰背酸软、口干口苦、烦热盗汗、失眠健忘等以肝肾阴虚兼内热为主者。

2. 加味逍遥散　出自《内科摘要》。方药组成：当归 3 g，白芍 3 g，茯苓 3 g，炒白术 3 g，柴胡 3 g，牡丹皮 1.5 g，炒栀子 1.5 g，炙甘草 1.5 g。功能：养血和营，清肝健脾。适用于潮热盗汗、心烦失眠、情绪不宁等以肝郁血虚为主者。

附录四　更年期健康体检的常用项目

1. 常用项目

(1) 一般检查：内科、外科、眼科、耳鼻喉科、身高、体重、血压。

(2) 抽血检查：血常规、肝功能、肾功能、血脂、血糖、肿瘤标志物。

(3) 尿常规、粪常规。

(4) 心电图、胸部X线片。

(5) 肝、胆、胰、脾、肾B超，乳腺B超或钼靶。

(6) 妇科常用检查：子宫颈细胞学检查，妇科B超。

(7) 更年期女性还可以根据情况选择血清FSH、LH、雌激素检查或骨密度检测（双能X线吸收法）。

2. 大众关注的几个指标

(1) 血脂：查体时常用的血脂检查项目有总胆固醇（total cholesterol，TC）、甘油三酯（triglyceride，TG）、高密度脂蛋白胆固醇（high density lipoprotein-cholesterol，HDL-C）、低密度脂蛋白胆固醇（low density lipoprotein-cholesterol，LDL-C）、载脂蛋白A_1（$ApoA_1$）和载脂蛋白B（ApoB）。

大众常说的“高血脂”，就是甘油三酯和低密度脂蛋白胆固醇（俗称“坏胆固醇）过高，尤其是后者，可以增加冠心病和动脉粥样硬化的发生风险。值得注意的是，高密度脂蛋白胆固醇（俗称“好胆固醇”）有助于脂肪的消化和吸收。很多人认为，人体的胆固醇正常值都是相同的，其实不然。查体标注的正常值是健康人胆固醇的标准。心血管危险因素越高的人群，其“坏胆固醇”水平必须控制得越低。所以最好到医生那里咨询自己属于哪类人群后再判断是否血脂正常。

（2）肿瘤标志物：是某些肿瘤细胞上存在或分泌、排到体液中的物质，可以为癌症的早期诊断提供依据。常见的肿瘤标志物与癌症的关系如下：甲胎蛋白（alpha-fetal protein，AFP）→原发性肝癌；癌胚抗原（carcinoembryonic antigen，CEA）→结/直肠癌；糖类抗原（carbohydrate antigen，CA125）→卵巢癌；CA15-3→乳腺癌；CA19-9→胰腺癌、胆囊癌、胆管壶腹癌；CA72-4→胃癌；HE4→卵巢癌。若在查体中发现肿瘤标志物偏高，应到医院就诊，由医生做出进一步的检查和诊断。

（3）FSH、LH、雌二醇：如果围绝经期FSH＞10 U/L，提示卵巢储备功能下降；FSH＞40 U/L，E_2＜20 pg/ml（73 pmol/L）提示卵巢衰竭。

（4）骨密度：绝经后女性骨量迅速流失，骨密度检测有助于了解骨量，判断有无骨量减少或骨质疏松。

最好使用双能X线吸收法（dual energy X-ray absorptiometry，DEXA）测定椎体和股骨的骨密度。如果骨密度低于同性别、同种族健康成年人的骨峰值1.0～2.5个标准差，称为骨量减少；如果骨密度低于同性别、同种族健康成年人的骨峰值＞2.5个标准差，称为骨质疏松（附表4-1）。

附表4-1　骨量与T值

骨量	T值
正常	T≥－1
骨量低下	－2.5＜T＜－1
骨质疏松	T≤－2.5，或者有脆性骨折史
重度骨质疏松	T≤－2.5，合并一处或多处骨折

简单的骨密度筛查也可选用单光子吸收测定法（single-photon absorptiometry，SPA）、定量CT（quantitative computed tomography，QCT）及超声波（ultrasonic wave，US）等。

附录五　常用中老年保健操

一、眼保健操

总要领歌：指甲短，手洁净。遵要求，神入静。穴位准，手法正。力适度，酸胀疼。合拍节，不乱行。前四节，闭眼睛。后两节，双目睁。眼红肿，操暂停。脸生疖，禁忌证。做眼操，贵在恒。走形式，难见功。

第一节：按揉攒竹穴（附图 5-1A）

用双手拇指螺纹面分别按在两侧穴位上，其余手指自然放松，指尖抵在前额上。随音乐口令有节奏地按揉穴位，每拍一圈，做 4 个 8 拍。

第二节：按压睛明穴（附图 5-1B）

用双手示指螺纹面分别按在两侧穴位上，其余手指自然放松、握起，呈空心拳状。随音乐口令有节奏地上下按压穴位，每拍一次，做 4 个 8 拍。

第三节：按揉四白穴（附图 5-1C）

用双手示指螺纹面分别按在两侧穴位上，拇指抵在下颌凹陷处，其余手指自然放松、握起，呈空心拳状。随音乐口令有节奏地按揉穴位，每拍一圈，做 4 个 8 拍。

第四节：按揉太阳穴、刮上眼眶（附图 5-1D）

用双手拇指的螺纹面分别按在两侧太阳穴上，其余手指自然放松、弯曲。伴随音乐口令，先用拇指按揉太阳穴，每拍一圈，揉四圈。然后，拇指不动，用双手示指的第二个关节内侧，稍加用力从眉头刮至眉梢，2 个节拍刮 1 次，连刮 2 次。如此交替，做 4 个 8 拍。

第五节：按揉风池穴（附图 5-1E）

用双手示指和中指的螺纹面分别按在两侧穴位上，其余三指自然放松。随音乐口令有节奏地按揉穴位，每拍一圈，做 4 个 8 拍。

第六节：揉捏耳垂、足趾抓地（附图 5-1F）

用双手拇指和示指的螺纹面捏住耳垂正中的眼穴，其余三指自然并拢、弯曲。伴随音乐口令，用拇指和示指有节奏地揉捏穴位，同时用双脚全部足趾做抓地运动，每拍一次，做 4 个 8 拍。

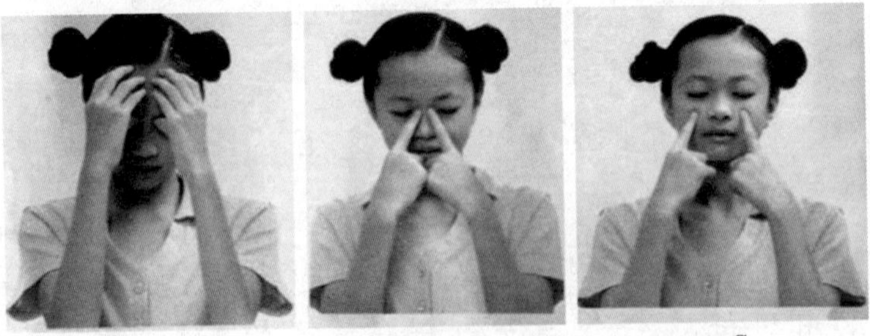

A　　B　　C

（续 图）

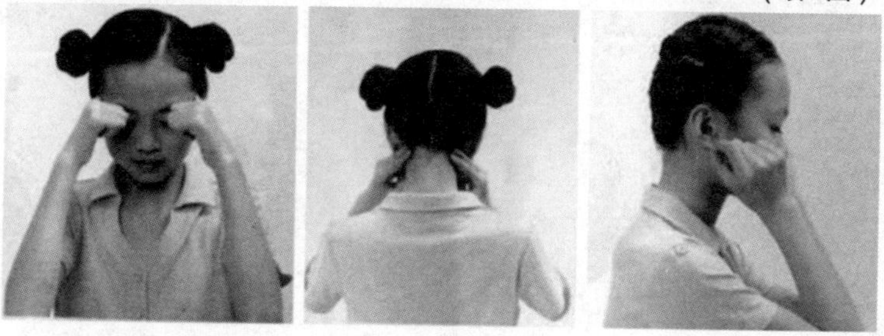

D　　E　　F

附图 5-1　眼保健操

注：A. 第一节；B. 第二节；C. 第三节；D. 第四节；E. 第五节；F. 第六节

二、健身气功八段锦

八段锦形成于12世纪，后在我国历代流传，形成许多练法和风格各具特色的流派，其动作简单易行，功效显著。古人把这套动作比喻为“锦”，意为动作舒展优美，如锦缎般优美、柔顺，又因为功法共为八段，每段一个动作，故名为“八段锦”。

八段锦的一整套动作都非常流畅柔和，在练习时会让人感到动静皆宜，且十分顺畅。练习“健身气功·八段锦”对中老年人的呼吸系统功能、上下肢力量、平衡能力、关节及神经系统灵活性有明显提高；可改善心血管功能状态，有利于缓解冠状动脉硬化、骨质疏松等疾病；在一定程度上可以提高细胞免疫功能，使机体的抗衰老能力增强，对延年益寿有良好作用；在改善心理健康方面也有良好效果。

起式：双脚并立，全身放松，两臂自然下垂，眼看前方。接着双脚微曲膝盖不超出脚尖，重心右移，向左迈出左脚与肩同宽，双脚伸直，双手内旋环抱于腹前，掌心向内，指尖相对，距离不超过10cm，拇指不要翘起。同时双脚再次微曲。

第一式：双手托天理三焦

双手交叉于腹前，掌心向上，目视前方，接着吸气，双脚慢慢直立，双手在胸前翻掌，眼跟手走，双手举于头顶，低头双眼平视前方，两手打开，呼气，两臂分别从身体两侧下落于腹前，掌心向上，目视前方。同时双脚恢复到原来的微曲状态，重复动作6次。

第二式：左右开弓似射雕

重心右移，左脚左移，双臂交叉左手在前，膝关节缓慢伸直，双手向上交叉于胸前，目视前方，展臂拉弓，肘部抬平。两腿屈膝半蹲成马步，重心在中间，双眼目视左手示指指尖。重心右移，两手自然打开，右手向右划弧，双眼跟着右手动，左脚收回，两掌捧于腹前，掌心向上，目视前方。右式与左式相反。左、右式分别做3次。

第三式：调理脾胃须单举

两腿伸直，左手手心向内，指尖向上，从身前缓慢上举至头，同时吸气，翻掌于头顶，指尖向右。左手手心向下，指尖向前下按于髋旁，同时呼气，双手收回，屈膝。右式动作与左式相同，重复以上动作，左、右分别3次。

第四式：五劳七伤往后瞧

两膝伸直，双手下垂，掌心向后，目视前方，两臂外旋，掌心向外，头往左后方瞧，吸气，头部回正，呼气，同时两腿微屈，两臂内旋按于髋旁，指尖向前，目视前方。左、右动作分别重复3次。

第五式：摇头摆尾去心火

重心左移，右脚向右开步站立，同时双手向上举于头顶，掌心向上，指尖相对，目视前方，双腿成马步，同时两手打开从身体两侧下落反按于双腿上，重心右移，目视右脚背，右脚尖，右脚内侧，重心左移，看右脚后跟，头向后摇，重心在中间，目视前方。右式动作与左式相同，重复以上动作，左、右分别3次。

第六式：两手攀足固肾腰

双腿伸直，两臂向前、向上举起，掌心向前，目视前方，两掌下按于胸前，掌心向下，指尖相对，反穿双手从腰侧、腿侧到足背、足尖，抬头，抬手，手带动身体向上直立。重复上述动作6次。

第七式：攒拳怒目增气力

重心右移，左脚向左开步，两腿半蹲成马步，同时两掌握实拳，拇指在里，拳眼向上，用力向前出左拳，目视左拳，手指旋转打开，拇指向下，掌心向外，左臂外旋，掌心向上，收拇指，收四指握拳，拳眼向上，左手收回至腰侧。右式动作与左式动作相同，重复以上动作，左、右分别3次。

第八式：背后七颠百病消

双脚跟提起，吸气，目视前方，稍停，脚跟快速下落，呼气。重复动作7次。

收式：双掌内旋相叠于腹部，女性右手在内，男性左手在内。体态安详，周身放松，顺调呼吸，气沉丹田，心情愉悦。

视频网址：http://v. youku. com/v _ show/id _ XMjAzNTk3ODg=. html

带字幕版：http://v. youku. com/v _ show/id _ XMzQyNTE5MTY4. html

三、简便室内健身操

1. 梳头　首先直向梳刷，用木梳（别用塑料、金属制梳，最好是黄杨木梳，若无木梳，也可用手指代替）从前额经头顶部向后部梳刷，逐渐加快。梳时不要用力过猛，以防划破皮肤。接着斜向梳刷。先顺着头形梳，将头发梳顺，接着逆向梳，再顺着头形梳。

每分钟20～30下，每天1次，每次3～5分钟。这样可以刺激头皮神经末梢和头部经穴，通过神经和经络作用于大脑皮质，调节经络和神经系统，松弛头部神经，促进局部血液循环，达到消除疲劳、强身及促进头发生长的效果，对脑力劳动者尤为适宜。

2. 叩头　每天早晨或晚上睡前轻叩头部，以刺激头部穴位，能够调整人体的健康状况。全身直立，放松，双手握空拳举于头部，自然活动腕关节，用手指轻叩头部，先从前额向头顶部两侧叩击，然后再从头部两侧向头中央。次数视各人情况自定，一般50次左右为好。

3. 击掌　两手前平举，呈90°角，两手五指伸直展开。然后用力击掌，越响越好。击掌主要是刺激两手上的相应穴位，一般在20次左右。

4. 浴手　浴手是保健按摩中的一种。取习惯体位，排除杂念，心静神凝，耳不旁听，目不远视，意守肚脐，两手合掌由慢到快搓热。

5. 搓耳　耳郭上有很多穴位。用两手示指、中指、无名指，前后搓擦耳郭，刺激分布在耳郭上的各个穴位。次数多少也是视各人情况而定，一般以20次左右为好。

四、起床健身操

1. 睡醒时，躺在床上做几分钟保健操

(1) 用手指梳头1分钟：将手指张开，当成是梳子，然后从前额向后一次梳理。这样的动作能够有效唤醒脑部细胞，增加脑部血液的流通，对于预防心脑血管疾病具有极大益处，还可以养发、生发。

(2) 轻揉耳郭1分钟：用双手手指沿着左、右耳郭，从前向后轻揉30次，从后向前轻揉30次，再上下轻揉30次，最后用双手轻拍左、右耳朵10次。耳朵上布满全身的穴位，这样做可使经络疏通，尤其对耳鸣、目眩、健忘等有防治之功效。

(3) 转动眼睛1分钟：睁开眼睛，顺时针转动眼球30次，逆时针转动30次，上下转动30次，再左右转动30次。尽快从沉睡中醒来，尤其能锻炼眼肌，提神醒目。

(4) 抚摩肚脐1分钟：首先将两手对搓至发热，然后交叉两手按摩肚脐。肚脐周围有很多穴位，按摩肚脐的神阙穴能防治脑卒中，按摩也具有提升和补气等功效。

(5) 左右翻身1分钟：在床上轻轻翻身。活动脊柱大关节和腰部肌肉。

2. 坐起时，在床上做伸展运动

(1) 伸懒腰：把枕头垫在背后，两手向后伸直并伸展身体，做伸懒腰的动作，然后自然双手上举、放平，并尽力向后扩展，接着反复深呼吸数次。

(2) 扩胸腔：双手上举、扩展，可以使肋骨上拉、胸腔扩大，使膈肌活动加强，引发身体大部分肌肉收缩，从而加速血液循环，使血液迅速回流到全身，供给心脑系统足够的氧气和血液，以保持头脑清醒。深呼吸则可以激活肺细胞，促进肺泡工作。

3. 穿衣时，坐在床上做扩胸运动　首先将自己的左手从自己的肩部伸向后背，然后右手从底下拉住左手，胸部要挺起。饭后反向再做这样的动作，来回重复动作5次。

五、老年颈椎操

1. 翻天覆地　将头部向上仰起，尽自己最大的能力保持最高的位置，稍作停留，然后还原；接着再将头部弯曲看向地面，使得下颚紧靠在前胸，最后还原。

2. 哪吒探海　头颈伸向左前方，双目注视左前方，使颈部尽量保持伸长位置，停留片刻，然后还原；再使头颈伸向右前方，方法同前。

3. 犀牛望月　头颈向左后方尽力旋转，双目视左后上方天空，意想遥望月亮，停留片刻，然后还原；再使头颈转向右后方，方法同前。

4. 青龙饮水　将头颈向左右两侧平移转动，尽量将自己的下腭紧靠两侧肩部的中央位置。保持这个动作几秒，返回原位，接着再做同样的动作数次。

5. 放眼昆仑　自然站立，双脚略分开，与肩等宽，头颈向左转，双眼透过肩部注视左脚的昆仑穴（外踝的后侧），停留片刻，然后还原；再使头颈向右侧转动，方法同前。

6. 提肩缩颈　自然站立，双脚略分开，与肩等宽，双肩慢慢提起，颈部尽量往下缩，停留片刻后，双肩慢慢放下，头颈自然伸出；还原后再将双肩用力往下沉，头颈部向上拔伸，停留片刻后，双肩放松复原。

7. 与项争力　两手交叉置颈后，双手向前推颈部，头颈用力向后抵抗，头手相反用力，停留片刻，然后放松，进行下一个相同动作，最好连续完成9次。

8. 举头望明月，低头思故乡　将自己的头部抬到最大位置，切记动作一定要缓慢，根据自己的适应度来调整幅度，反复多做几次，能够有效地预防颈椎病的发生。

附录六 中国大陆部分地区更年期门诊名录

中国大陆部分地区更年期门诊名录见附表6-1。

附表6-1 中国大陆部分地区更年期门诊名录

地区	医院名称	地址	电话	出诊时间
安徽省	安徽省立医院	安徽省合肥市庐江路17号	0551－118114(预约挂号),0551－62283114(总机)	具体请致电咨询
	安徽医科大学第一附属医院	安徽省合肥市绩溪路218号	0551－62922114(查号台),0551－62922406(门诊),0551－62922018(医务处),0551－62922193(急诊)	具体请致电咨询
	安徽省妇幼保健院	安徽省合肥市桐城街益民街15号	0551－62649714	具体请致电咨询
	芜湖市妇幼保健院	安徽省芜湖市中和路4号	0553－3825232(办公室)	具体请致电咨询
	马鞍山市妇幼保健院	安徽省马鞍山市花山区佳山路72号	0555－2340333	具体请致电咨询
重庆市	陆军军医大学新桥医院	重庆市沙坪坝区新桥正街	023－68755000(总机),023－68755744(预约挂号)	具体请致电咨询

(续　表)

地区	医院名称	地址	电话	出诊时间
重庆市	重庆市医科大学附属第一医院	重庆袁家岗友谊路1号	023－118114(预约挂号)，023－89012192(门诊挂号)	具体请致电咨询
	重庆医科大学附属第二医院	重庆市临江路76号	023－63693000(医院总机),023－63693138(询问处)	具体请致电咨询
	重庆市妇幼保健院	重庆市渝中区七星岗金汤街64号	023－63702844，023－63706054(咨询室)	具体请致电咨询
	陆军军医大学第一附属医院(重庆西南医院)	重庆市沙坪坝区高滩岩正街30号	023－68754000(总机)	具体请致电咨询
福建省	福建省妇幼保健院	福建省福州市道山路18号	0591－88310866(预约挂号)，0591－87557800(导诊台)	具体请致电咨询
	厦门市妇幼保健院	福建省厦门市镇海路10号	0592－2662020(总机)	具体请致电咨询
	福建省立医院	福建省福州市东街134号	0591－87557768(总机)，转8051(门诊部)，转8059(导诊台)	具体请致电咨询
	福建医科大学附属协和医院	福建省福州市鼓楼区新权路29号	0591－8335 7896(总机)	具体请致电咨询
甘肃省	兰州大学第一医院	甘肃省兰州市东岗西路1号	0931－8625200(总机)转6801	具体请致电咨询
	兰州大学第二医院	甘肃省兰州市城关区萃英门82号	0931－8942262，0931－8942289	具体请致电咨询

（续 表）

地区	医院名称	地址	电话	出诊时间
甘肃省	甘肃省妇幼保健院	甘肃省兰州市七里河区七里河北街143号	0931－2338611	具体请致电咨询
	甘肃省人民医院	甘肃省兰州市东岗西路204号	0931－8281114，0931－8281763（门诊）	具体请致电咨询
	兰州市妇幼保健院	甘肃省兰州市城关区五泉西路74号	0931－8127368（办公室）	具体请致电咨询
	甘肃省康复中心医院	甘肃省兰州市团结新村19号	0931－8610843，0931－8614094	具体请致电咨询
广东省	中山大学孙逸仙纪念医院	广东省广州市沿江西路107号（本院）；广州市海珠区盈丰路33号（南院）	020－81332199（总机），020－81332372（门诊咨询），020－81332517（门诊办公室）	具体请致电咨询
	南方医科大学珠江医院	广东省广州市工业大道中253号	020－61643888（总机），020－62782020（挂号咨询）	具体请致电咨询
	广州市妇女儿童医疗中心	广东省广州市金穗路9号	020－81886332	具体请致电咨询
	佛山市第一人民医院	广东省佛山市禅城区岭南大道北81号	0757－83833633（总机），0757－83163155（咨询）	具体请致电咨询
	北京大学深圳医院	广东省深圳市福田莲花路1120号	0755－83923333（总机）	具体请致电咨询
	深圳市妇幼保健院	广东省深圳市罗湖区人民北路116号C	0755－82226227	具体请致电咨询

（续　表）

地区	医院名称	地址	电话	出诊时间
广东省	惠州市第一妇幼保健院	广东省惠州市河南岸演达四路5号	0752－7806333	具体请致电咨询
广西壮族自治区	广西医科大学附属第一医院	东院：广西壮族自治区南宁市双拥路6号；西院：广西壮族自治区南宁市大学西路32号	0771－5359339（东院咨询），0771－5353014（急诊），0771－5356563（办公室），0771－3277068（西院咨询）	具体请致电咨询
	广西壮族自治区妇幼保健院	广西壮族自治区南宁市新阳路225号	0771－3153941	具体请致电咨询
贵州省	贵州医科大学附属医院	贵州省贵阳市贵医街28号	0851－6855119	具体请致电咨询
	遵义医科大学附属医院	贵州省遵义市大连路149号	0852－8608999	具体请致电咨询
	贵州省人民医院	贵州省贵阳市中山东路83号	0851－5922979	具体请致电咨询
	贵州省妇幼保健院	贵州省贵阳市瑞金南路63号	0851－5965786	具体请致电咨询
海南省	海南省妇幼保健院	海南省海口市龙昆南路15号	0898－36689306，0898－36689211	具体请致电咨询
	海南医学院第一附属医院	海南省海口市龙华路31号	0898－66772248	具体请致电咨询
河北省	河北医科大学第二医院	河北省石家庄市和平西路215号	0311－87046901（总机），0311－66002999（咨询）	具体请致电咨询
	河北省人民医院	河北省石家庄市新华区和平西路348号	0311－85989696（总机）	具体请致电咨询
河南省	郑州大学第一附属医院	河南省郑州市二七区建设东路1号	0371－66913114（总机）	具体请致电咨询

（续 表）

地区	医院名称	地址	电话	出诊时间
河南省	洛阳市妇幼保健院	河南省洛阳市新区高铁龙门站对面	0379－63258363	具体请致电咨询
	郑州大学第二附属医院	河南省郑州市经八路2号	0371－63934118	具体请致电咨询
	郑州市妇幼保健院	河南省郑州市金水区金水路41号	0371－63883125	具体请致电咨询
	郑州大学第五附属医院	河南省郑州市二七区京广北路中段康复前街3号	0371－66902016	具体请致电咨询
黑龙江省	哈尔滨医科大学附属第一医院	黑龙江省哈尔滨市南岗区大直街199号	0451－85556000（总机），0451－85555555（预约）	具体请致电咨询
	哈尔滨医科大学附属第二医院	黑龙江省哈尔滨南岗区保健路148号	0451－86662961（总机），0451－86605612（门诊）	具体请致电咨询
	哈尔滨市妇幼保健院	黑龙江省哈尔滨市道里区中医街51号	0451－83151908	具体请致电咨询
	大庆油田总医院	黑龙江省大庆市萨尔图区中康街9号	0459－5994114（总机），0459－5805999（咨询）	具体请致电咨询
湖北省	华中科技大学同济医学院附属协和医院	湖北省武汉市解放大道1095号	027－83662688（总机），027－83663298（咨询）	具体请致电咨询
	华中科技大学同济医学院附属湖北省妇幼保健院	湖北省武汉市洪山区武珞路745号	027－87884730（总值班室），027－87862877（咨询）	具体请致电咨询
	华中科技大学同济医学院附属同济医院	湖北省武汉市解放大道1095号	027－83662688（总机），027－83663298（咨询）	具体请致电咨询

（续　表）

地区	医院名称	地址	电话	出诊时间
湖北省	武汉大学中南医院	湖北省武汉市武昌区东湖路169号	027－67812888（总机），027－67813167（急救）	具体请致电咨询
	武汉大学人民医院（湖北省人民医院）	湖北省武汉市武昌区张之洞路（原紫阳路）99号解放路238号	027－88041911（总机），转85314－85539（门诊导医）	具体请致电咨询
	三峡大学附属仁和医院	湖北省宜昌市夷陵大道410号	0717－6554877	周二、周五上午，周三全天
	宜昌市妇幼保健院	湖北省宜昌市伍家岗区夷陵大道148号	0717－6475207（院办），0717－6457120（妇产科咨询）	具体请致电咨询
	宜昌市中心人民医院	湖北省宜昌市伍家岗区夷陵大道183号	0717－6486947，0717－6483495（院办）	具体请致电咨询
	宜昌市第一人民医院	湖北省宜昌市解放路2号	0717－6222800（总机）	具体请致电咨询
	襄阳市中心医院	湖北省襄阳市襄城荆州街136号	0710－3523491（预约挂号）	具体请致电咨询
	襄阳市妇幼保健院	湖北省襄阳市檀溪路35号（襄城院区）湖北省襄阳市春园路12号（樊城院区）	0710－3513117（襄城区咨询），0710－3274170（樊城区咨询）	具体请致电咨询
	十堰市妇幼保健院	湖北省十堰市人民北路62号	0719－8663279（院办），13687212232（值班电话）	具体请致电咨询
	太和医院	湖北省十堰市人民南路32号	0719－8801880（患者咨询中心）	具体请致电咨询

（续　表）

地区	医院名称	地址	电话	出诊时间
湖北省	黄冈市中心医院	湖北省黄冈市考棚街11号	0713－8625054	具体请致电咨询
湖南省	中南大学湘雅医院	湖南省长沙市湘雅路87号	0731－84328888	具体请致电咨询
	中南大学湘雅二医院	湖南省长沙市人民中路139号	0731－85295666	具体请致电咨询
	湖南省妇幼保健院	湖南省长沙市湘春路53号	0731－84332201	具体请致电咨询
	长沙市妇幼保健院	湖南省长沙市城南东路416号	0731－84136959	具体请致电咨询
	衡阳市妇幼保健院	湖南省衡阳市解放路89号	0734－8223268	具体请致电咨询
	湘潭市中心医院	湖南省湘潭市雨湖区和平路120号	0731－58265025	具体请致电咨询
	浏阳市集里医院	湖南省长沙市浏阳市金沙北路434号	0731－83626977	具体请致电咨询
吉林省	长春市妇产医院	吉林省长春市南关区西五马路555号	0431－82903600（总机），0431－82903633（门诊），0431－82903600（咨询）	具体请致电咨询
	吉林大学白求恩第一医院	吉林省长春市新民大街71号（总院），吉林省长春市吉林大路3302号（分院）	0431－88782222（总机），0431－85612345（院服务台），0431－88782120（急救），0431－84808114（分院）	具体请致电咨询
	吉林省妇幼保健院	吉林省长春市建政路1051号	0431－86100011（总机）	具体请致电咨询

(续　表)

地区	医院名称	地址	电话	出诊时间
江苏省	江苏省妇幼保健院	江苏省南京市江东北路368号	025－86211033（总机），025－86211033转8211、8112（专家门诊咨询电话）	具体请致电咨询
	东南大学附属中大医院	江苏省南京市鼓楼区丁家桥87号	025－83272114，025－83272173（妇科更年期门诊），025－83272420（生殖内分泌门诊）	周一、周三、周四全天
	南京市妇幼保健院	江苏省南京市莫愁路天妃巷123号	025－52226777（总机）	具体请致电咨询
	无锡市妇幼保健院	江苏省无锡市槐树巷48号	0510－82725161（总机），0510－82713324（咨询）	具体请致电咨询
	苏州市立医院	江苏省苏州市沧浪区道前街26号	0512－69009090（总机）	具体请致电咨询
	苏州大学附属第一医院	江苏省苏州市十梓街188号	0512－65223637（总机）	具体请致电咨询
	常州市妇幼保健院	江苏省常州市博爱路16号	0519－88108181（总机）	具体请致电咨询
	镇江市妇幼保健院	江苏省镇江市正东路20号	0511－84425601（总值班），0511－84448272（服务台）	具体请致电咨询
	扬州市妇幼保健院	江苏省扬州市广陵区国庆路395号	0514－87361181（服务台）	具体请致电咨询
	南通市妇幼保健院	江苏省南通市青年西路158号	0513－59008001（院办公室）	具体请致电咨询
	泰州妇产医院	江苏省泰州市海陵区东风南路568号	400－069－1616	具体请致电咨询

（续 表）

地区	医院名称	地址	电话	出诊时间
江苏省	徐州市妇幼保健院	江苏省徐州市和平路46号	0516－83909191（门诊预约）	具体请致电咨询
	连云港市妇幼保健院	江苏省连云港市新浦区苍梧路10号	0518－85820018（咨询预约）	具体请致电咨询
京津地区	北京协和医院	北京市东城区东单帅府园1号（东院），北京市西城区大木仓胡同41号（西院）	010－69156114（总机），010－69155564（东院咨询台），010－69158010（西院咨询台）	具体请致电咨询
	首都医科大学附属北京妇产医院	北京市朝阳区姚家园路251号	010－52276666，转3304	周一至五
	北京大学人民医院	北京市西城区西直门南大街11号（新院），西城区阜内大街133号（老院）	010－88326666（新院总机），010－66583666（老院总机）	周一、周二全天，周三下午，周四全天，周五上午
	北京医院	北京市东城区东单大华路1号	010－85133232（预约挂号），010－65282171（医疗热线）	具体请致电咨询
	北京大学第一医院	北京市西城区西安门大街1号	010－83572211（总机）	具体请致电咨询
	北京大学第三医院	北京市海淀区花园北路49号	010－82266699（总机）	具体请致电咨询
	解放军总医院第三医学中心	北京市海淀区永定路69号	010－57976114/57976688（总机），010－57976508（挂号咨询）	具体请致电咨询

(续　表)

地区	医院名称	地址	电话	出诊时间
京津地区	天津市中心妇产科医院	天津市南开区南开三马路156号	022－58287742(导诊台),022－58287388(咨询)	具体请致电咨询
	武警特色医学中心	天津市河东区成林道220号	022－60578114(查号台)	具体请致电咨询
辽宁省	中国医科大学附属盛京医院	辽宁省沈阳市和平区三好街36号(南湖院区);铁西区滑翔路39号(滑翔院区)	024－96615(总机)	具体请致电咨询
	辽宁省妇幼保健院	辽宁省沈阳市和平区沙阳路240号	024－23391486	具体请致电咨询
	北部战区总医院和平分院	辽宁省沈阳市和平区光荣街5号	024－23866428(总机)	具体请致电咨询
内蒙古自治区	内蒙古自治区妇幼保健院	内蒙古自治区呼和浩特市公园东路6号	0471－6691045	具体请致电咨询
宁夏回族自治区	宁夏医科大学总医院	宁夏回族自治区银川市金凤区宁安东巷1号	0951－6744457	具体请致电咨询
	宁夏妇幼保健院	宁夏回族自治区银川市兴庆区文化东街174号	0951－6025593	具体请致电咨询
青海省	青海红十字医院	青海省西宁市城中区南大街55号	0971－8247545	具体请致电咨询
	青海省人民医院	青海省西宁市城东区共和路2号	0971－8177911	具体请致电咨询

(续 表)

地区	医院名称	地址	电话	出诊时间
山东省	山东省立医院	山东省济南市经五纬七路324号(总院);山东省济南市历下区奥体中路9677号(东院)	0531－96717120/58675120(预约),0531－68777114,0531－87938911(总机)	具体请致电咨询
	山东大学齐鲁医院	山东省济南市文化西路107号	0531－82169114(总机),0531－82169305(急救)	具体请致电咨询
	青岛大学附属医院	山东省青岛市江苏路16号(总院)	0532－82911847(总院咨询),0532－82918181(黄岛咨询),0532－82913225(东部咨询),0532－82912729(市北院区),0532－82911219(挂号处)	具体请致电咨询
	青岛市市立医院(集团)	山东省青岛市胶州路1号(西院);山东省青岛市东海中路5号(东院)	0532－82789159(西院导医),0532－88905062(东院导医)	具体请致电咨询
	山东大学附属山东省妇幼保健院	山东省济南市经十东路238号	0531－88550454(办公室),0531－85187266(健康热线)	具体请致电咨询
	烟台毓璜顶医院	山东省烟台市芝罘区毓东路20号	0535－6691999(总机)	具体请致电咨询
	淄博市妇幼保健院	山东省淄博市张店区杏园东路11号	0533－2182991(总机),0533－2157666(急诊)	具体请致电咨询

（续　表）

地区	医院名称	地址	电话	出诊时间
山西省	山西医科大学第一医院	山西省太原市解放南路85号	0351－4639114（总机）	具体请致电咨询
	太原市妇幼保健院	山西省太原市南内环街122号	0351－3317857	具体请致电咨询
陕西省	西安交通大学第一附属医院	陕西省西安市雁塔西路277号	029－85323338	具体请致电咨询
	西安市第四医院	陕西省西安市解放路21号	029－87480721	具体请致电咨询
	空军军医大学西京医院	陕西省西安市长乐西路15号	029－84775507	具体请致电咨询
	陕西省人民医院	陕西省西安市碑林区黄雁村友谊西路256号	029－85251331	具体请致电咨询
上海市	复旦大学附属妇产科医院（上海市红房子妇产科医院）	上海市黄浦区大林路358号（黄浦院区）；上海市杨浦区沈阳路128号（杨浦院区）	021－33189900（总机）	黄浦院区围绝经门诊：周一至周二下午，周四至周五下午 杨浦院区围绝经门诊：周三上午
	上海市上海市第一妇婴保健院	上海市静安区长乐路536号（西院）；上海市浦东新区高科西路2699号（东院）	021－54035206（总机）	具体请致电咨询

（续 表）

地区	医院名称	地址	电话	出诊时间
上海市	中国福利会国际和平妇幼保健院	上海市徐汇区衡山路910号	021－64070434	具体请致电咨询
	上海交通大学医学院附属瑞金医院	上海市嘉定区希望路999号（总院）；上海市黄浦区瑞金二路197号（北院）	021－67888999（总院）；021－64370045（北院）	具体请致电咨询
	上海市第六人民医院	上海市徐汇区宜山路600号（总院）；上海市浦东新区南汇新城环湖西三路222号（东院）	021－64369181（总院）；021－38297000（东院）	具体请致电咨询
	上海市第一人民医院	上海市虹口区海宁路100号	021－63240090	具体请致电咨询
	上海交通大学附属第一人民医院松江南院	上海市松江区新松江路650号	021－63240090	具体请致电咨询
	上海中医药大学附属曙光医院	上海市黄浦区普安路185号（西院）；上海市浦东新区张衡路528号（东院）	021－20256666（总机）	具体请致电咨询
	上海长海医院	上海市杨浦区长海路168号	021－31166666	具体请致电咨询
	上海市长宁区妇幼保健院	上海市武夷路773号	021－62288686	具体请致电咨询
	上海中医药大学附属龙华医院	上海市徐汇区宛平南路725号	021－64385700	具体请致电咨询
	上海中医药大学附属岳阳中西医结合医院	上海市虹口区甘河路110号	021－65161782	具体请致电咨询

（续 表）

地区	医院名称	地址	电话	出诊时间
四川省	四川大学华西第二医院	四川省成都市人民南路三段20号	028－85503740	具体请致电咨询
	四川省人民医院	四川省成都市一环路西三段32号	028－87773730	具体请致电咨询
	成都市妇女儿童中心医院	四川省成都市日月大道1617号	028－61866065	具体请致电咨询
	四川省妇幼保健院	四川省成都市金牛区抚琴路338号	028－87716346	具体请致电咨询
	成都市锦江区妇幼保健院	四川省成都市三官堂街3号	028－66250782	具体请致电咨询
	成都市仁济医院	四川省成都市东城下街24号	028－86633230	具体请致电咨询
	攀枝花市妇幼保健院	四川省攀枝花市炳草岗大街305号	0812－3333630	具体请致电咨询
	自贡市妇幼保健院	四川省自贡大安区大黄桶路49号	0813－2309103	具体请致电咨询
西藏自治区	西藏自治区人民医院	西藏自治区拉萨市林廓北路18号	0891－6371928（门诊部）	具体请致电咨询
新疆维吾尔自治区	乌鲁木齐市妇幼保健院	新疆维吾尔自治区乌鲁木齐市解放南路344号	0991－8554005	具体请致电咨询
	新疆医科大学第一附属医院	新疆维吾尔自治区乌鲁木齐市鲤鱼山南路137号	0991－4362974（预约挂号）	具体请致电咨询
	石河子大学医学院第一附属医院	新疆维吾尔自治区石河子市北二路107号	0993－2858573	具体请致电咨询
云南省	云南省第二人民医院	云南省昆明市青年路176号	0871－65156650（总机）	具体请致电咨询

（续　表）

地区	医院名称	地址	电话	出诊时间
云南省	昆明医科大学第二附属医院	云南省昆明市西山区麻园1号	0871－65351281（总机）	具体请致电咨询
	昆明市妇幼保健院	云南省昆明市华山西路口5号	0871－63610265（导医台）	具体请致电咨询
	昆明市延安医院	云南省昆明市人民东路245号	0871－63211101（预约挂号）	具体请致电咨询
	昭通市第一人民医院	云南省昭通市昭阳区医卫路35号	0870－2152283（医务科）	具体请致电咨询
浙江省	浙江大学医学院附属妇产科医院	浙江省杭州市学士路1号	0571－87087730（预约），0571－87061501（总机）	具体请致电咨询
	杭州市第一人民医院	浙江省杭州市浣纱路261号	0571－56005600（总机）	具体请致电咨询
	浙江省人民医院	浙江省杭州市上塘路158号（朝晖院区）；浙江省杭州市西湖区转塘双流642号（望江山院区）	0571－85893889（预约挂号），0571－87666666（朝晖院区）	具体请致电咨询
	浙江省立同德医院	浙江省杭州市西湖区古翠路234号	0571－89972000（总机）	具体请致电咨询
	温州医科大学附属第一医院	浙江省温州市府学巷2号（老院）；浙江省温州市瓯海区南白象温医一院新院区（新院）	0577－55578037（新院门诊部），0577－55579999（新院总机）	具体请致电咨询
	湖州市妇幼保健院	浙江省湖州市吴兴区东街2号	0572－2030008（咨询）	具体请致电咨询

（续 表）

地区	医院名称	地址	电话	出诊时间
浙江省	宁波市妇女儿童医院	浙江省宁波市海曙区柳汀街339号	0574－87083300（总机）	具体请致电咨询
	杭州市萧山区第一人民医院	浙江省杭州市萧山区城厢街道市心路199号	0571－83807999（总机）	具体请致电咨询0
	杭州市余杭区妇幼保健院	浙江省杭州市余杭区人民大道359号	0571－86224052（值班室）	具体请致电咨询
	杭州市余杭区第一人民医院	浙江省杭州市临平迎宾路369号	0571－89369917	具体请致电咨询
	嘉兴市妇幼保健院	浙江省嘉兴市中环东路2468号	0573－83963131（总机），0573－82066132	具体请致电咨询
	桐乡市第一人民医院	浙江省嘉兴市桐乡市校场东路1918号	0573－88026601，0573－88023515	具体请致电咨询
	海盐县人民医院	浙江省嘉兴市海盐县朝阳东路275号	0573－86965916	具体请致电咨询
	温州市人民医院	浙江省温州市鹿城区仓后街57号	0577－88059166，0577－88883131	具体请致电咨询
	乐清市妇幼保健院	浙江省乐清市晨曦路105路	0577－62522028	具体请致电咨询
	台州市第一人民医院	浙江省台州市黄岩区横街218号	0576－84016757（咨询电话），0576－84120120（急诊）	具体请致电咨询
	温岭市妇幼保健院	浙江省温岭市城东街道下保路102号	0576－86168016	具体请致电咨询
	绍兴市妇幼保健院	浙江省绍兴市越城区东街305号	0575－85138222，0575－85206780，0575－85206766	具体请致电咨询

（续　表）

地区	医院名称	地址	电话	出诊时间
浙江省	金华市中心医院	浙江省金华市婺城区明月街351号	0579－82338512	具体请致电咨询
	衢州市妇幼保健院	浙江省衢州市柯城区蝴蝶路147号	0570－3023043	具体请致电咨询
	丽水市妇幼保健院	浙江省丽水市莲都区寿尔福路7号	0578－2154398（办公室）	具体请致电咨询
	丽水市人民医院	浙江省丽水市莲都区大众街15号	0578－2780025（门诊），0578－2120120（急救）	具体请致电咨询
	舟山市妇女儿童医院	浙江省舟山市定海区人民南路30号	0580－2065007（院办公室），0580－2065011（急救）	具体请致电咨询
	宁海县妇幼保健院	浙江省宁波市宁海县跃龙街道兴宁中路51号	0574－65583243	具体请致电咨询
	慈溪市妇幼保健院	浙江省慈溪市白沙路街道二灶潭路1288号	0574－63388670	具体请致电咨询

附录七　更年期相关医学网站和专业杂志

一、更年期学术网站

1. 中华医学会妇产科学分会绝经学组官方网站

http://www.menopause.org.cn/

2. 中国生殖内分泌网

http://www.creonline.cn/

3. 国际绝经学会

http://www.imsociety.org/

4. 北美绝经学会

http://www.menopause.org/

5. 欧洲男女更年期学会

http://www.emas-online.org/

6. 澳大利亚更年期学会

http://www.menopause.org.au/

二、专业杂志

1. 中华妇产科杂志

2. 中国实用妇科与产科杂志

3. 中国妇幼保健杂志

4. 中国实用妇产科杂志

5. 现代妇产科进展

6. *Climacteric*(中文版,内部发行)